SATYA MARCHAND

Wege in die Freiheit

SATYA MARCHAND

Wege in die Freiheit

Wie unerkanntes Trauma uns gefangen hält und wie wir es auflösen

INTEGRAL

Die in diesem Buch vorgestellten Informationen und Empfehlungen sind nach bestem Wissen und Gewissen geprüft. Dennoch übernehmen die Autorin und der Verlag keinerlei Haftung für Schäden irgendwelcher Art, die sich direkt oder indirekt aus dem Gebrauch der hier beschriebenen Anwendungen ergeben. Bitte nehmen Sie im Zweifelsfall bzw. bei ernsthaften Beschwerden immer professionelle Diagnose und Therapie durch ärztliche oder naturheilkundliche Hilfe in Anspruch.

MIX
Papier | Fördert gute Waldnutzung
FSC® C014496

Penguin Random House Verlagsgruppe FSC® N001967

Erste Auflage 2023

Redaktion: Sabine Zürn
Umschlaggestaltung: Guter Punkt, München,
unter Verwendung von Motiven von
© Miodrag Kitanovic/iStock/Getty Images Plus;
© Olga Ubirailo/iStock/Getty Images Plus
Satz: Leingärtner, Nabburg
Druck und Bindung: GGP Media GmbH, Pößneck
ISBN 978-3-7787-9319-0
www.Integral-Lotos-Ansata.de

INHALT

Vorwort 7

Vorbemerkung 11

Einleitung 13

Meine Geschichte 17

TEIL 1 *Trauma und seine Dynamiken* 35

Kapitel 1 Was ist Trauma? 37

Kapitel 2 Der Einfluss des autonomen Nervensystems 55

Kapitel 3 Auswirkungen von Trauma 67

Kapitel 4 Wie funktioniert Traumaheilung? 85

TEIL 2 *Selbsthilfe bei Trauma* 101

Kapitel 5 Trauma durch Körperarbeit lösen 103

Kapitel 6 Neurogenes Zittern – ein Geschenk der Natur 105

Kapitel 7 Was ist Selbstregulation und wie entsteht sie? 125

Kapitel 8 Das Stresstoleranzfenster 135

Kapitel 9 Traumasensible Kommunikation 147

Kapitel 10 Heilung braucht einen neuen Beziehungskontext 165

Kapitel 11 Die Bedeutung von Freude für die Heilung 173

Kapitel 12 Spiritual Bypassing – Trauma-Bypassing 185

Kapitel 13 Warum Veränderungen Angst machen 201

Kapitel 14 Glaubenssätze und Introjekte 207

Kapitel 15 Überschattet Trauma das ganze Leben? 217

Kapitel 16 Wie können Eltern vermeiden, ihr Trauma weiterzugeben? 223

Kapitel 17 Vergeben und verzeihen 235

Kapitel 18 Trauma und Krieg 243

TEIL 3 Traumaarbeit in der Praxis

Kapitel 19 Über meine Arbeit als Traumatherapeutin 249

Kapitel 20 Tipps aus der Praxis: Die Arbeit mit Ressourcen und die Notfallapotheke 257

Ausklang 265

Danke 267

Anhang 269

VORWORT

Meine Mutter und ich haben, seit ich denken kann, eine enge Verbindung zueinander. Ich konnte meiner Mutter immer sagen, was ich denke, glaube und fühle, ohne dass es negative Konsequenzen für mich hatte. Sie hat mir nie etwas verboten und mich nie zu etwas gezwungen, obwohl das ziemlich viele Menschen falsch fanden. Ich hatte alle Freiheiten, um zu tun, was ich wollte. Wenn wir eingekauft haben, durfte ich immer mit aussuchen, weil meine Wünsche genauso wichtig waren wie die meiner Mutter. Wenn meine Mutter etwas nicht mochte oder falsch fand, hieß das nie, dass auch ich es nicht mögen durfte.

Im Kindergarten war es das erste Mal so, dass andere Eltern aktiv etwas gegen den Erziehungsstil meiner Mutter hatten. Sie meinten, dass sie mir Grenzen setzen müsse, um mich nicht zu verwöhnen, und dass sie mich nicht alles entscheiden lassen dürfe, weil sonst ganz bestimmt nichts aus mir werde.

Zu meinem Glück hat meine Mutter nicht darauf gehört. Sie wollte, dass es mir gut geht und ich selbst herausfinde, was mich interessiert und für mich richtig sein könnte. Die meisten Menschen haben das so interpretiert, dass sie sich nicht um mich kümmert und dass es ihr egal ist, was ich mache, aber das ist alles andere als richtig. Sie war immer für mich da, hat mich in allem unterstützt, und wenn wir mal verschiedener Meinung waren, haben wir gemeinsam überlegt, was das Beste für mich in der Situation wäre. Meine Mutter hat immer darauf geachtet, dass ich mich nicht dumm fühlen muss, nur weil ich jünger bin, und meine Meinung und Gefühle hatten für sie die gleiche Bedeutung wie ihre eigenen.

Wir reden andauernd über unser Leben. Ich erzähle ihr, wie ich über bestimmte Themen denke, was ich vorhabe, was ich unmöglich finde oder worüber ich mich freue. Sie ist der Mensch, der mich versteht. Genauso interessiere ich mich für ihr Leben. Es ist noch nie passiert, dass sie etwas erzählt, das mich langweilt. Mir macht es Spaß, an ihrem Leben teilzuhaben, zu hören, was sie denkt und womit sie sich beschäftigt.

Durch die Arbeit meiner Mutter und auch durch die Erlebnisse meiner Freunde habe ich mitbekommen, wie viele Eltern ihre Kinder nicht ernst nehmen und sie zu Sachen zwingen, die sie nicht tun wollen. Ich habe gelernt, dass die Eltern sich aufgrund von Traumata so verhalten und damit ihr Trauma an ihre Kinder weitergeben.

Meine Mutter ist von ihren Eltern sehr traumatisiert worden, und es war ihr superwichtig, ihre Traumata nicht an mich weiterzugeben, was sie meiner Ansicht nach geschafft hat. Sie hat oft Angst, dass sie mich aus Versehen doch traumatisiert hat, und entschuldigt sich deswegen oft bei mir, manchmal für Dinge, die schon mindestens zehn Jahre her sind. Auch wenn ich diese Entschuldigungen für unnötig halte, da sie aus meiner Sicht nichts falsch gemacht hat, finde ich trotzdem gut, dass es ihr so wichtig ist. Bei uns geht es nicht ums »recht haben«. Menschen haben unterschiedliche Auffassungen, und es kann in einer Diskussion schnell passieren, ins Recht-haben-Wollen zu rutschen, da jeder ja glaubt, es richtig zu sehen. Bei uns ist das anders, und wir geben uns Mühe, die Perspektive des anderen nachzuvollziehen, um einander zu verstehen.

Vor etwa acht Jahren hat meine Mutter mir den Satz »*Be the change you want to see in the world*« auf ein T-Shirt drucken lassen. Ich mag den Spruch, und ich glaube, dass jeder etwas tun kann, um Gutes zu bewirken.

Mit diesem Vorwort möchte ich allen Menschen Mut machen. Ich möchte ihnen sagen, dass man es schaffen kann, der Mensch zu werden, der man sein möchte, und ich glaube, dass dieses Buch dafür wichtig ist.

Noemi Marchand

VORBEMERKUNG

Liebe Leserin, lieber Leser,

in diesem Buch möchte ich dich gern mit »Du« ansprechen.

Ich wähle diese nahe Anrede, weil jedes Heilungsgeschehen etwas sehr Persönliches ist und frühkindliche Traumatisierungen immer in einem engen persönlichen Bindungskontext stattfinden.

Das förmliche »Sie« könnte in diesem Zusammenhang eine Distanz aufbauen, die es unnötig erschwert, sich den Inhalten dieses Buches zu öffnen.

Wörter sind weit mehr als eine Aneinanderreihung von Buchstaben, die von der analytisch arbeitenden linken Gehirnhälfte zu Sätzen geformt werden und eine sachliche Aussage ergeben.

Sprache ist auch rechtshemisphärisch. Sie kann tief berühren, die Zeit stillstehen lassen, Gefühle wecken – und sogar verschlossen geglaubte Räume öffnen. Wenn das geschieht, können Worte in dir eine Kraft freisetzen, die es dir ermöglicht, das neutrale Faktenwissen, das du durch dieses Buch erlangst, mit deinem einzigartigen Leben zu verweben.

EINLEITUNG

Mit diesem Buch möchte ich auf das große und wichtige Thema Trauma aufmerksam machen. Viele Menschen leiden seit Jahren oder sogar Jahrzehnten und fühlen sich sehr schlecht, ohne den Grund dafür zu kennen. Sie können ihr Leben nur sehr eingeschränkt gestalten und sind ohne Hoffnung und unglücklich. Ihr Leiden kann sich in körperlichen Beschwerdebildern äußern, und trotz regelmäßiger ärztlicher Betreuung tritt keine nachhaltige Besserung ein. Ihr Leiden kann sich aber auch in Form von Depressionen, Burn-out oder Angststörungen zeigen.

Depressionen gelten heute als Volkskrankheit, die das Leben von immer mehr Menschen beeinträchtigt. Die Volkskrankheit heißt in Wirklichkeit aber *Trauma*, denn Traumata sind die Ursache sowohl körperlicher Symptome als auch sogenannter psychischer Erkrankungen.

Leider ist diese Tatsache immer noch eine Art Geheimwissen. Klinische Studien der Psychoneuroimmunologie belegen eindeutig, dass Menschen, die frühkindliche Traumatisierungen erlebt haben, im späteren Leben schwere körperliche Erkrankungen entwickeln können. Leider sind die Zusammenhänge zwischen Trauma und Krankheit den meisten praktizierenden Ärzten, Medizinern, Psychologen und Psychiatern bis heute nicht bekannt. Traumabedingte Beschwerden lassen sich mit klassischen Behandlungsformen nur sehr begrenzt therapieren, sodass Menschen durch Therapieangebote wie Psycho- oder Verhaltenstherapie nur wenig

Linderung und keine nachhaltige Verbesserung ihrer Situation erfahren.

Erkennst du dich in dieser Beschreibung wieder? Wenn du beim Lesen dieses Buches feststellst, dass auch dein Leiden durch frühkindliche Traumatisierungen ausgelöst wurde, ist es wichtig, die richtige Therapieform für dich zu finden.

Die Traumatherapie hat einen völlig anderen Ansatz als die klassischen Behandlungen, wie zum Beispiel Psycho- oder Verhaltenstherapie, und je klarer dir das wird, desto eher kann deine Heilung beginnen.

Mit dem hier Geschriebenen möchte ich dich dabei unterstützen, deine Situation in eine heilsame Veränderung zu bringen. Bitte betrachte das, was du hier erfährst, nicht als »Tipps«, von denen du vielleicht einige beherzigst und andere übergehst. Ich beschreibe die Schritte, die zur Heilung notwendig sind. Jeder einzelne Schritt bringt dich auf deinem Heilungsweg weiter.

Deshalb ist es wichtig, dass du die Kapitel der Reihe nach liest, denn sie bauen aufeinander auf. Stell dir das Buch wie ein großes Puzzle vor: Jedes Puzzleteil hat seine Bedeutung und ist unentbehrlich, denn wenn du einige Teile weglässt, kannst du das Gesamtbild nicht erkennen. Jedes Kapitel hilft dir, dich mehr und mehr auf deine Heilung auszurichten. Wenn du bereit bist, jedem Kapitel deine Aufmerksamkeit zu schenken, wirst du ein ganz neues Bild von dir gewinnen und deinen persönlichen Weg in die Freiheit finden.

Ein kleiner praktischer Hinweis aus meiner eigenen Leseerfahrung: Markiere mit Post-its oder Lesezeichen die Stellen im Buch, die du noch einmal lesen möchtest, zu denen du Fragen hast, die dir besonders wichtig erscheinen oder die du noch nicht ganz verstanden hast. Weil das Buch sehr viele Informationen enthält, kannst du es wie ein Arbeitsbuch verwenden, dessen Inhalte sich durch wiederholtes Lesen besonders gut erschließen. Die Lesezeichen helfen dir, interessante Stellen schnell wiederzufinden.

Ich wünsche dir viel Freude und Inspiration beim Lesen.

Deine Satya

MEINE GESCHICHTE

Das Buch ist entstanden, weil ich in meiner therapeutischen Arbeit gemerkt habe, dass viele Menschen in meiner persönlichen Biografie so viel Hoffnung für sich selbst finden können, dass sie ihr eigenes Leben nicht mehr als unveränderbar sehen, sondern eine positive Neugestaltung wieder für möglich halten.

Damit meine Geschichte vielleicht auch dir die Zuversicht schenkt, dass dein Leben unerwartete Wendungen nehmen und heilsam verändert werden kann, möchte ich dir zunächst ein wenig von meinem Start ins Leben erzählen. Dazu muss ich aber eine Triggerwarnung aussprechen. Teile des Textes in diesem Kapitel enthalten Reizauslöser (Trigger). Wenn du unter Traumafolgesymptomen leidest, kann es sein, dass der Text Erinnerungen an eigene traumatische Erfahrungen auslöst. Obwohl der Inhalt verstörend ist, möchte ich dir diesen Teil meiner Geschichte trotzdem erzählen, weil er zeigt, dass ein gelingendes Leben ein Prozess ist, der nicht zwingend eine glückliche Kindheit voraussetzt.

Bitte achte beim Lesen darauf, dass es dir gut geht, lies bestimmte Passagen gemeinsam mit einer Freundin oder einem Freund und überspringe vielleicht einzelne Textstellen oder das ganze Kapitel.

KANN ICH EINE GUTE MUTTER SEIN?

Der schönste Tag in meinem Leben war der 2. April 2004, als meine Tochter Noemi zur Welt kam und ich sie endlich in die Arme nehmen konnte. Gleichzeitig war es der Tag, an dem ich von einem Berg unermesslicher Angst schier erdrückt wurde, denn nichts wollte ich mehr, als diesem frisch geschlüpften kleinen Wesen eine gute Mutter zu sein, und nichts fürchtete ich mehr, als genau das nicht zu schaffen. Schon der Gedanke, meine Tochter könnte durch mich ein ähnliches Grauen erfahren wie ich durch meine Eltern, lähmte mich und stürzte mich in eine tiefe Depression. Ich verstand mich selbst nicht und hatte keine Ahnung, was da vor sich ging. Warum war ich nur so deprimiert, wenn ich nach fünf Fehlgeburten endlich das Kind im Arm halten durfte, das ich mir so sehr gewünscht hatte?

Ich hatte noch nie von der sogenannten postpartalen Depression (auch »Wochenbettdepression«) gehört, und dass es mir so schlecht ging, nahm ich als düsteren Hinweis darauf, dass es mir wohl schwerfallen würde, eine gute Mutter zu sein.

Keine Frage drängte mich mehr als die, wie es mir gelingen könnte, diesem Kind Vertrauen in sich selbst und ins Leben zu geben, seine Bedürfnisse wahrzunehmen und es liebevoll zu begleiten. Diese Gedanken teilte ich mit meinem damaligen Ehemann, dem Vater von Noemi. Doch das machte ihn wütend. Er wollte dieses Kind eigentlich gar nicht und hatte nach langen und zähen Diskussionen nur zugestimmt, um mich an seiner Seite zu halten. Nun hatte er mir gegeben, was ich wollte, aber anstatt zufrieden zu sein, belästigte ich ihn mit solchen Fragen?! Er verstand mich nicht und bemühte sich auch gar nicht darum, sondern betrachtete mich mit jenem Ausdruck kalter Verachtung, den ich im Laufe unserer Ehe fürchten gelernt hatte.

Weil meine Eltern mich schwer und komplex traumatisiert hatten, ging ich automatisch und grundsätzlich davon aus, dass *ich* es bin, die ein Problem darstellt. Dass *ich* diejenige bin, die falsch denkt, falsch handelt, falsch fühlt – falsch *ist*.

Dass mein Mann sich anderen Menschen weit überlegen fühlte, sie das auch gern spüren ließ und ihnen nur mit Herablassung, Kontrolle und manipulativen Strategien begegnete, nahm ich als Beweis für seine Klugheit und meine eigene Dummheit. Dass auch er traumatisiert war und sein Verhalten das Ausagieren von Traumafolgen darstellte, war mir lange Zeit nicht bewusst.

Doch als Noemi wenige Monate alt war, kam es zu einer Schlüsselszene, nach der ich meinen Mann allmählich mit anderen Augen betrachtete. Er wusch dem kleinen Mädchen in der Badewanne den seidigen Haarflaum, und Noemi begann zu weinen, weil sie Shampoo in die Augen bekommen hatte. Mein Mann reagierte sehr wütend auf ihre Tränen und schimpfte laut mit ihr, worauf Noemi noch lauter weinte. Er zog die Kleine aus der Badewanne, kam wutschnaubend mit dem tropfenden Kind zu mir ins Wohnzimmer und erklärte, dass er sich von so einer kleinen Portion ganz sicher nicht auf der Nase herumtanzen lasse. Er werde ihr klarmachen, dass er sich nicht von ihr beherrschen lasse, und erwarte dabei meine Unterstützung. Ich war entsetzt über seine Sichtweise, die keinerlei Raum für Noemis Erleben ließ und völlig an der Realität vorbeiging. Auch in den folgenden Wochen und Monaten zeigte mir sein Umgang mit Noemi immer deutlicher, dass er keineswegs der vernünftige und kluge Weltenlenker war, für den ich ihn all die Jahre gehalten hatte, sondern ein Tyrann, der sich an der Spitze eines Machtgefüges sah und Sabotage und Hochverrat witterte, wenn sich jemand anders verhielt, als er es wünschte.

KINDERTAGE

Im April 1962 wurde ich in Hamburg geboren. Meine Eltern hatten nicht aus Liebe geheiratet, sondern um ihrem jeweiligen Elternhaus zu entkommen. Beide wollten kein Kind und waren erschrocken, als meine Mutter mit mir schwanger wurde.

Die Ehe meiner Eltern war geprägt von gegenseitiger Abneigung, Missgunst und Gewaltausbrüchen. Brutalität zwischen Menschen war für mich von klein auf etwas ganz Normales. Meine Mutter machte sich über die groben Manieren, die mangelnde Körperhygiene und die fehlende Bildung meines Vaters lustig und verspottete ihn mit ätzenden Sprüchen. Er revanchierte sich mit körperlicher Gewalt, sexuellen Übergriffen und Gebrüll. Er schlug sie, bis sie eines Tages eine volle Weinflasche an seiner Schulter zerschellen ließ. Da verstand er, dass meine Mutter sich fortan zur Wehr setzen würde, und ließ sie in Ruhe. Stattdessen konzentrierte er sich nun auf mich. Ich wurde ohne ersichtlichen Grund geschlagen, zur Seite getreten, wenn ich meinem Vater im Weg war, bekam nur unregelmäßig etwas zu essen und saß im Winter in meinem ungeheizten Zimmer. Ich hatte keinen Ort, an dem ich mich sicher fühlte, und erlebte die Tage und Nächte als eine Aneinanderreihung von beängstigenden Situationen. Die für mich wichtigste Frage war: Wie muss ich sein und was kann ich tun, damit mir niemand wehtut?

Mein Vater war Friseur, und sein kleiner Salon war einer der Räume unserer dunklen Souterrainwohnung. Rasierklingen gehörten zu seinem Handwerkszeug, und als ich noch ganz klein war, streute er einige davon einfach so in mein Gitterbett. Meine Großmutter, die gegenüber wohnte und während der Arbeitszeit meiner Mutter nach mir sah, fand mich weinend und blutend vor. Daraufhin brachte mich meine Mutter tagsüber zu meiner Großmutter, wo ich vor meinem Vater sicher war. Meine Großmutter war sehr beschäftigt mit dem kleinen Fuhrunternehmen, das meine Großeltern gemeinsam aufgebaut hatten. Sie erledigte die Buchhaltung und stellte die Fahrpläne für die angestellten Fahrer zusammen.

Mein Großvater fuhr auch selbst Waren aus, arbeitete viel und war selten zu Hause. Doch wenn er da war, herrschte eine seltsame Atmosphäre. Er durfte nicht durch Telefon- oder Türklingeln oder laute Gespräche gestört werden, und meine Großmutter und ich versuchten, so leise wie möglich zu sein und jeglichen Lärm von ihm fernzuhalten. Wenn er gut gelaunt war, sang er oft Lieder, und das gefiel mir. Ich fand seine Stimme schön und mochte die Melodien. Aber meine Großmutter wurde jedes Mal unwirsch und versuchte, ihn zum Aufhören zu bewegen, was ich gar nicht verstehen konnte. Ich kannte die Liedtexte auswendig, trällerte sie selbst manchmal vor mich hin, weshalb ich heute weiß, dass sie vor vulgären Zweideutigkeiten nur so strotzten. Ab und zu nahm mich mein Großvater mit ins Bad. Das Badezimmer war sehr klein, und ich war nicht gern mit ihm da drin. Ich erinnere mich nicht an Einzelheiten, nur an den Geruch der *Nivea*-Creme, die er aus einer blauen Metalldose nahm und mit der er sich langsam und sorgfältig die Finger eincremte. Die Angriffe meines Vaters wechselten sich nun mit den Übergriffen meines Großvaters ab.

Geschrei, auf den Boden knallende Gegenstände und zuschlagende Türen, gefolgt von eisiger Stille, bildeten den vertrauten Geräuschteppich meiner Kindertage. Die Mahlzeiten durfte ich nicht mit meinen Eltern zusammen einnehmen. Sie aßen im geheizten Wohnzimmer vor dem neu erworbenen Röhrenfernseher, und ich hörte, wie mein Vater fluchte und in unregelmäßigen Abständen auf das Gerät einschlug, wenn es mal wieder eine Bildstörung gab. Ich saß in der kalten Küche, eine Fußbank als Sitz und einen runden Plastikhocker als Tisch. Ich fühlte mich einsam und ausgestoßen, gleichzeitig aber auch erleichtert, denn wenn ich allein war, tat mir niemand weh.

In einer meiner deutlichsten frühen Erinnerungen sehe ich meine Mutter, wie sie vor meinem Vater weglaufen will, aber er verfolgt sie, kriegt sie zu fassen und greift ihr triumphierend zwischen die Beine und an die Brüste. Und obwohl mir dieses Verhalten mit der darin liegenden Gewalt nicht neu war, hatte ich plötzlich das entsetzliche Gefühl eines vorgezeichneten Lebensweges, auf dem alle schlimmen Dinge ihren Lauf nehmen und dem ich nicht entkommen kann. Ich hatte Angst, war wie gelähmt und fühlte mich ohne Hoffnung. Ich war mir vollkommen sicher, niemals ein guter Mensch sein zu können, und dieser Gedanke war unerträglich für mich.

Zwar hielt ich mich tagsüber in der Wohnung meiner Großeltern auf, doch abends und an den Wochenenden war ich meinem Vater ungeschützt ausgeliefert. Er lud mich ein, »Pferdchen« zu spielen, und dazu setzte er mich auf seine Schultern. Dann trabte er durch die Wohnung, duckte sich aber nicht, wenn er Türen durchquerte, sodass ich immer wieder mit dem Kopf an den Türrahmen schlug. Ich schrie vor Schmerz und versuchte, von seinen Schultern herunterzuklettern, aber das ließ er nicht zu. Ein anderes Spiel hieß »U-Bahn«. Dazu breitete er meine Bettdecke so über mir aus, dass ich ganz darunter verschwand. Dann warf er sich auf mich und achtete darauf, die Kanten der Decke rundherum nach unten zu drücken. Ich schrie und versuchte panisch, mich freizustrampeln, weil ich keine Luft mehr bekam, aber das gelang mir nie. Eine Folge dieses »Spiels« ist, dass ich bis heute unter starker Klaustrophobie leide, enge und geschlossene Räume, wie zum Beispiel Fahrstühle, meide und ein MRT nur mit Sedierung durchstehe.

Mein ganzes Leben war durchzogen von unberechenbaren Angriffen. Wenn ich mich hinsetzen wollte, konnte es passieren, dass mein Vater mir rasch den Stuhl wegzog und sich amüsierte, wenn ich auf den Boden fiel. Wenn wir sonntags spazieren gingen, zwang er mich, auf der Mauer zu balancieren, die einen Rasen begrenzte.

Nach ein paar Schritten stieß er mich herunter und lachte, wenn ich auf den Boden fiel und weinte.

Im Rahmen meiner Zimmertür hing eine kleine Turnstange, die sich drehen ließ. Manchmal hing ich kopfüber daran, und dann drehte er die Stange so, dass sie aus meinen Kniekehlen rollte und ich zu Boden stürzte. Er lauerte mir im Dunklen auf, und wenn ich vorbeiging, stellte er mir ein Bein. Er gab mir stundenlang nichts zu essen, verspeiste dann vor meinen Augen eine Mahlzeit, tat so, als wollte er mir etwas abgeben, zog aber den Teller immer wieder grinsend zurück, wenn ich danach griff. Oft führte er mich in den Keller, der über eine Bodenluke in seinem Friseursalon und eine steile Treppe zu erreichen war. Lange Stunden sperrte er mich in tiefster Dunkelheit dort ein, während ich vor Angst schrie und weinte. Wenn ich etwas falsch machte oder er einfach nur schlechte Laune hatte, verprügelte er mich.

Ich weiß nicht mehr, wer mir einen Goldhamster geschenkt hat. Ich nannte ihn Goldi und liebte ihn sehr, was meinen Vater anspornte, alles Mögliche zu ersinnen, um den Hamster zu quälen. So stemmte er zum Beispiel grob sein Mäulchen auf und zwängte viel zu große Brotstücke hinein. Er setzte den Hamster in das oberste Fach eines Puppenkleiderschranks und baute eine Abstiegsrampe, die er aber absichtlich nicht befestigte. Als der Hamster zu entkommen versuchte und auf die Rampe kletterte, stürzte sie ein, und der Hamster fiel herunter. Mein Vater konnte sich dabei vor Lachen kaum halten. Eines Tages nahm er das Hamsterchen in die Hand, vergewisserte sich, dass ich zusah, und zerquetschte es vor meinen Augen.

Rohe Gewalt, Brutalität und das Fehlen jeglicher Zärtlichkeit bestimmten meine Tage – ich wusste nicht einmal, wie sich Streicheln anfühlt, und kann mich nicht erinnern, jemals auf dem Schoß meiner Mutter gesessen zu haben und von ihr oder meinem Vater geküsst und umarmt worden zu sein. Einige Folgen dieser Kindheit sind mir bis heute geblieben. Abgesehen davon, dass ich es in sehr engen Räumen nicht aushalte, fallen mir bestimmte Yogaübungen, bei denen die Gesäßmuskeln trainiert werden, schwer – mein Vater hat mich sehr oft so hart in den Po getreten, dass ich eine körperliche Schutzhaltung erlernt habe, in die ich noch heute zurückfalle, wenn ich nicht bewusst darauf achte.

MEIN MENTALES SCHUTZPROGRAMM

Für jedes Kind ist es ein unlösbares Dilemma, wenn die Eltern, die für das Kind sorgen und es beschützen sollen, sich ihm gegenüber abweisend oder gar feindselig verhalten. Ein Kind ist existenziell von seinen Eltern abhängig. Entfernt sich ein Kind von den Eltern, muss es sterben, setzt es sich ihnen aber aus, dann erfährt es Leid. Dies entspricht der Konstellation einer klassischen griechischen Tragödie, in der jede mögliche Entscheidung Leiden mit sich bringt. Wenn ein Kind in seiner Bedürftigkeit die Nähe der Eltern sucht und statt Liebe Gewalt erfährt, führt dies zu einer ganz bestimmten Verknüpfung im autonomen Nervensystem des Kindes: Nähe wird mit Gefahr verbunden. In der Folge ist das Kind (und später der Erwachsene) nicht mehr in der Lage, sich auf eine Beziehung oder liebevolle Bindung einzulassen, ohne gleichzeitig große Angst vor Verletzung zu empfinden.

Heute ist mir klar, dass mein Vater in seinen sadistischen Handlungen ein unstillbares Bedürfnis nach Macht, Kontrolle und Dominanz ausagierte. Sadisten empfinden Lust und Freude daran, andere Wesen zu quälen, zu erniedrigen und ihnen Schmerzen zuzufügen. Als Kind wusste ich natürlich nicht, dass das brutale Verhalten meines Vaters auf diese Persönlichkeitsstörung zurückzuführen war, sondern dachte, alle Männer seien so wie er.

Ebenso wenig wusste ich, dass meine Mutter eine Narzisstin war. Menschen mit dieser Persönlichkeitsstörung fordern permanente Bewunderung, halten sich selbst für den Mittelpunkt, um den sich alles dreht, und benutzen andere nur als Spiegel ihrer eigenen Großartigkeit. Sie betrachten ihre Mitmenschen als Marionetten, die nur dazu da sind, um sie für die eigenen Ziele zu manipulieren. Sobald sie nicht mehr nützlich sind, werden sie fallen gelassen. Die mit dem Narzissmus verbundene Kälte, Mitleidlosigkeit und Ignoranz, mit der meine Mutter mich behandelte, schmerzte mich ebenso sehr wie die körperlichen Übergriffe meines Vaters.

Kinder sind nicht in der Lage, zu reflektieren, dass es verschiedene Formen des zwischenmenschlichen Umgangs und des familiären Zusammenlebens gibt. Für sie ist das, was sie zu Hause erleben, absolut. Sie gehen davon aus, dass es überall auf der Welt so zugeht wie in ihrer Familie. Auch ich war der Meinung, dass alle Männer wie mein Vater und alle Frauen wie meine Mutter sind und die Welt eine Erweiterung unserer Wohnung ist – ein kalter, liebloser und lebensfeindlicher Ort. Ich hatte keine Hoffnung auf Veränderung oder Besserung, sondern war überzeugt, dass mein zukünftiges Leben genauso aussehen würde wie mein Leben als Kind.

Während ich diese Worte schreibe, merke ich, dass bis heute Schutzprogramme in mir wirken, die es mir ermöglichen, eine gewisse Distanz zu dem, was ich erlebt habe und hier beschreibe, aufrechtzuerhalten. Durch meine frühere Arbeit als Buchhändlerin und meine Liebe zur Literatur ist mir der Umgang mit Worten und Texten vertraut. Und so, wie sich durch Worte Nähe herstellen lässt, kann die Arbeit mit oder an einem Text auch Distanz schaffen und somit schützen. Natürlich stehen mir für die Errichtung einer Distanz heute Fachbegriffe zur Verfügung, von denen ich als Kind nichts wusste. So kann ich heute das furchtbare Geschehen von damals einordnen, und Begriffe wie »Sadist« oder »Narzisst«

bringen das ausweglos erscheinende Grauen meiner Kindheit zumindest andeutungsweise zum Ausdruck. Die Frage aber, warum einige Eltern ihren Kindern in einer derartigen Grausamkeit begegnen, lässt sich zwar mit dem Begriff »Trauma« inhaltlich richtig beantworten, kann aber nicht das Entsetzen und die tiefe Verzweiflung ausdrücken, die mit der Verlorenheit einer solchen Kindheit verbunden ist.

JUGENDJAHRE

Als ich zwölf Jahre alt war, ließ sich meine Mutter scheiden. Ich war sehr erleichtert, denn nun war ich vor meinem Vater in Sicherheit. Auch verließen wir die düstere Souterrainwohnung und zogen in ein Reihenhaus etwas außerhalb von Hamburg. Dort fühlte ich mich wie im Paradies, und ich stellte mir vor, dass alle Leute, die in dem neuen Ort wohnten, gute Menschen waren.

Eines Abends, als ich mir die Zähne putzte, kam meine Mutter zu mir ins Bad und erzählte mir ganz beiläufig, dass sie einen Holländer kennengelernt habe, ihn heiraten und nach Holland ziehen werde. Ich könne aber nicht mitkommen, weil es dort bereits vier Kinder gebe und für mich kein Platz sei. Vor ihrer Abreise verkaufte meine Mutter das Haus an meine Großeltern, und ich blieb allein zurück.

Bis dahin bewohnte ich ein Zimmer im ersten Stock, aber als meine Mutter nicht mehr da war, zog ich in den Keller, weil es mir dort sicherer erschien. An den Wochenenden besuchten mich meine Großeltern aus Hamburg und brachten mir Konserven und Tütennahrung. Sie nahmen auch meine schmutzige Kleidung mit und ließen frische Wäsche da. Ich ging jeden Tag zur Schule. Klassenarbeiten und Zeugnisse wurden von meiner Großmutter unterschrieben, und da ich mich nicht auffällig oder aggressiv verhielt, fiel weder meinen Lehrern noch den Nachbarn etwas Beunruhigendes auf.

Ich hätte sehr gern eine Freundin gehabt und malte mir aus, wie schön es wäre, nicht immer allein zu sein, aber kein Kind wollte etwas mit mir zu tun haben. Ich kaufte einigen von ihnen kleine Geschenke und hoffte, dass sie mich dann mögen würden. Aber das taten sie nicht. Sie nahmen zwar die Geschenke an, wollten aber trotzdem nicht mit mir befreundet sein. Im Gegenteil, sie verspotteten mich und ließen mich ihre Abneigung spüren. Einmal schlug ein Kind die mit Stahl eingefasste Tür des Klassenzimmers genau in dem Moment zu, als meine Finger im Türrahmen lagen. Ich brach mir drei Finger, doch ich meldete es keiner Lehrkraft, weil ich mich schämte. Ich dachte, es sei meine eigene Schuld, denn wenn ich anders und besser gewesen wäre, hätte das Kind das bestimmt nicht getan.

BÜCHER ALS ZUFLUCHT

In dieser Zeit entdeckte ich das Lesen. Mit Büchern konnte ich aus meinem Leben in andere Welten entfliehen. Ich hatte wenig Geld und las sehr schnell, deshalb war Lesestoff immer Mangelware. Ich wagte niemanden zu fragen, was ich tun müsste, um eine Bücherei benutzen zu dürfen, und bemühte mich, so langsam wie möglich zu lesen, damit das Buch lange hielt. Meine erste Lektüre waren die sogenannten »Groschenheftchen«. Sie kosteten nicht viel, und in den von mir bevorzugten Serien kämpften furchtlose Killer in blutigen Schlachten gegen Dämonen, Werwölfe und Zombies. Die Gewalt in diesen Geschichten war mir vertraut, und alles, was uns vertraut ist, erzeugt ein Gefühl der Sicherheit. Außerdem siegten immer die Guten, und mein eigenes Leben erschien mir im Vergleich zu diesem Horror sehr friedlich.

Nach den Horrorgeschichten wechselte ich zu Arztromanen, in denen nach vielen Intrigen und Verwicklungen stets die Gerechtigkeit siegte und ein Happy End das vorangegangene Leid vergessen ließ – und wenn die Heldinnen der Romane eines Morgens im Glück erwachten, dann war das vielleicht auch mir irgendwann möglich.

Derartige Einschätzungen meines damaligen Lesegeschmacks entspringen meiner heutigen Sichtweise – damals hatte ich keine Ahnung, worin der Reiz dieser Lektüre für mich lag. Ich schämte mich auch für das Konsumieren dieser Heftchen, denn dass es sich hier nicht um wertvolle Literatur handelte, war mir durchaus klar. Allerdings war der Sog dieser Geschichten und der Drang, unbedingt die Fortsetzung der Handlung erfahren zu wollen, weitaus stärker als irgendwelche literarischen Kriterien. Nach weiteren Ausflügen in die Welt der Heimat- und Liebesromane begann ich mich dann langsam mit etwas anspruchsvolleren Inhalten zu beschäftigen. Unabhängig aber von der inhaltlichen Qualität meiner Lektüre waren die Bücher meine Zuflucht, mein sicherer Ort und meine Nahrung.

Ich schaffte den Hauptschulabschluss in der erweiterten Form, was mir ermöglichte, an einer berufsbildenden Schule die Mittlere Reife zu machen. Nach bestandenem Schulabschluss entschied meine Mutter, dass ich nun in der Lage sei, mich selbst zu versorgen. Sie schickte mir kein Geld mehr, sodass eine Ausbildung nicht möglich war und ich als ungelernte Kraft ins Berufsleben einstieg. Ich arbeitete in einer Bank als Schreibkraft, bei der Flüchtlingshilfe des Roten Kreuzes als Mädchen für alles, in der Verwaltung eines Lebensmittelkonzerns in der Tiefkühlabteilung und als Stenotypistin im Schichtdienst bei einem Hamburger Zeitungsverlag. Keine dieser Tätigkeiten machte mir Freude, und das erschien mir völlig normal. Meine Mutter hatte mir schon früh erklärt, dass es im Leben nicht auf »Freude« ankomme. Damit ich das nie vergaß, schrieb sie es in mein Poesiealbum: *»Ich schlief und träumte, das Leben sei Freude. Ich erwachte und sah – das Leben ist Pflicht. Ich erfüllte die Pflicht und siehe: Die Pflicht ward Freude.«*

Ich lebte in ständiger Angst, nichts gut genug zu machen. Nicht gut genug zu arbeiten, nicht gut genug zu reden, zu denken zu fühlen, also ganz grundsätzlich nicht gut genug zu *sein*. Dass es mir auch nie gelang, ein gutes Verhältnis zu meinen jeweiligen Arbeitskollegen aufzubauen, geschweige denn Freundschaften zu schließen, nahm ich als weiteren Beweis dafür, wie nichtsnutzig, dumm und schlecht ich war. Abends und an den Wochenenden, wenn ich nicht arbeitete, lag ich am liebsten im Bett. Da fühlte ich mich am sichersten. Es war warm, ich las, aß und gab mich Tagträumen hin, in denen ich das Bett nie wieder zu verlassen brauchte.

MEIN HEILUNGSWEG

Seit meiner frühesten Kindheit hat mich die Not jahrzehntelang begleitet. Außer meinem Bett gab keinen Ort, an dem ich mich entspannen oder mich wohlfühlen konnte und der mir ungefährlich oder gar »schön« erschien. Es gab auch keinen Menschen, mit dem ich mich sicher, vertraut und verbunden fühlte. Ich sah keinen Sinn im Leben, war traurig und unglücklich, fand das aber ganz normal, weil ich nichts anderes kannte.

Zu den Depressionen, der Hoffnungslosigkeit, der inneren Leere und der Freudlosigkeit kam ein sich ständig verschlechternder körperlicher Zustand. Ich litt unter Neurodermitis und Psoriasis, häufigen und starken Rückenschmerzen, schlechter Verdauung und konnte ganz plötzlich ohnmächtig werden. Keine dieser

Beschwerden ließ sich auf eine eindeutige Ursache zurückführen und wurde daher nur symptomatisch behandelt. Wenn ein Symptom abklang, tauchte an anderer Stelle ein neues auf. Mein Hausarzt schenkte mir schon lange keine Aufmerksamkeit mehr. Er hielt meine Symptome für »mysteriös« und glaubte, ich wolle mit vorgetäuschten oder übertriebenen Beschwerden Krankschreibungen erschleichen.

Keine schulmedizinische Behandlung, kein Psychiater, kein Verhaltenstherapeut, kein Alternativ- oder Komplementärmediziner konnte etwas an meinem Gesundheitszustand ändern. Weder energetische Heilmethoden, wie zum Beispiel Reiki, Matrix-Healing, Geistheilung oder Shiatsu noch Familienstellen, Encounter-Gruppen, Seelenschreiben oder der *»Kurs in Wundern«* brachten Besserung. Im Gegenteil: Mein Leben wurde immer unerträglicher. Die Schulmedizin verpasste mir das Etikett »psychosomatisch«, um zu begründen, warum ihre Maßnahmen keinen Erfolg brachten. Die Psychologin, zu der mich mein Hausarzt überwiesen hatte, vermutete, dass ich gar nicht gesund werden wollte, denn sonst würde ich ihre Anregungen und Empfehlungen doch mit mehr Erfolg umsetzen und aufhören, mich ständig selbst zu sabotieren. Aus der esoterisch-spirituellen Ecke erfuhr ich, dass meine niedrige Schwingung das Problem sei und ich sie erhöhen müsse; außerdem sei es möglich, dass mein jetziger Zustand karmisch bedingt sei durch Verfehlungen in früheren Leben.

Ich fand also nirgendwo Hilfe und wurde mehr oder weniger subtil darauf hingewiesen, dass alles, was geschehe, in meiner eigenen Verantwortung liege und ich es mir selbst ausgesucht hätte. Das verstärkte meine Schuldgefühle, was zu weiteren Selbstwertverlusten führte und meine Situation verschlimmerte. Das ging Jahr für Jahr so weiter, und mir fehlte die Kraft, noch Hoffnung zu haben.

Die Begegnung mit der neurobiologischen Polyvagaltheorie war der völlig unerwartete Wendepunkt in meinem Leben. Die Polyvagaltheorie erlaubt eine erweiterte Sicht auf das autonome Nervensystem und belegt, dass die Qualität von Gefühlen, Emotionen, Gedanken und Verhaltensweisen durch den Zustand des Körpers bestimmt wird.

Vom ersten Moment an war ich in den Bann gezogen, als ich erfuhr, dass meine Symptome und Beschwerden keineswegs »mysteriös«, sondern auf eine Dysregulation meines autonomen Nervensystems zurückzuführen waren, die durch traumatische Bindungserfahrungen in meiner Kindheit verursacht wurde. Obwohl ich den Begriff »Trauma« kannte, war mir nicht bewusst, dass es verschiedene Arten von Traumata gibt. Ich hatte nicht erwartet, dass meine Symptome durch Traumafolgen erklärt werden könnten, geschweige denn, dass darin die Lösung für meine Heilung lag.

Die Polyvagaltheorie machte mir klar, dass meine früheren Erfahrungen nicht einfach der Vergangenheit angehörten, sondern all meine vergangenen Erlebnisse sich im autonomen Nervensystem verschaltet hatten. Ich verstand, dass die vermeintliche Vergangenheit bis in die Gegenwart reicht und mein körperlicher und emotionaler Zustand sich solcherart begründen lässt.

Dieses Buch entstand, weil mein Leben nach jahrzehntelangem Leiden und unzähligen fehlgeschlagenen Therapien erst durch die Traumaarbeit endlich besser wurde und ich schließlich heilen konnte.

Ich möchte dir mit dem, was du hier liest, Zuversicht schenken, einen Funken Hoffnung in dir entzünden und dich ermutigen, auch deine eigene Heilung für möglich zu halten. Denn wenn *ich* es geschafft habe, meine Traumata zu integrieren und zu heilen, dann kannst du das auch. Ich bin deshalb davon überzeugt, weil ich ein ganz normaler Mensch bin ohne außerordentliche Gaben. Ich bin nicht hochbegabt, kann leider nicht mit Tieren oder Pflanzen sprechen und habe auch keine heilenden Hände, luzide Träume oder andere ungewöhnlichen Fähigkeiten. Doch als ich erkannte, dass die Dysregulation meines Nervensystems durch Bindungs- und Entwicklungstraumatisierungen verursacht wurde, gelang es mir erstaunlich schnell, die sich ständig selbst verstärkende Negativspirale zu durchbrechen.

Diagnosen und Befundungen können mitunter einschränkend, beängstigend und entmutigend sein, aber sie sind oft immens hilfreich, um die eigene Situation zu verstehen und in einen größeren Zusammenhang zu stellen. Wenn wir benennen können, worin unser Leid besteht, lassen sich Zusammenhänge erkennen, wir können uns orientieren und passende Unterstützung suchen.

KANN MAN LEID VERGLEICHEN?

Vielleicht hast du beim Lesen meiner Geschichte angefangen, deine eigenen Erfahrungen mit meinen zu vergleichen. Dabei bist du womöglich zu dem Schluss gekommen, dass es dir im Vergleich zu mir doch recht gut ergangen ist und du daher nicht oder nur wenig traumatisiert sein kannst. So verständlich diese Reaktion auch sein mag, führt sie aber in die Irre. Unterschiedliche Leiden miteinander zu vergleichen, ist so ähnlich, wie die berühmten Äpfel mit den ebenso berühmten Birnen zu vergleichen. Das kann nicht funktionieren, weil die Ausgangsvoraussetzungen unterschiedlich sind. Vergleiche relativieren das Leid und führen zu einem Wettbewerb den derjenige gewinnt, dessen Horror am schrecklichsten ist. Aber Leiden kann man nicht relativieren, ohne neues Leid hinzuzufügen.

Vielleicht erinnerst du dich daran, wie du als Kind manchmal vor deinem noch vollen Teller gesessen bist und keinen Bissen hinuntergebracht hast? Und vielleicht haben dich deine Eltern oder Großeltern dann auf die hungernden Kinder dieser Welt hingewiesen, die alle froh wären, wenn sie das kostbare Essen, das du verschmähst, essen dürften? Du solltest dankbar sein, weil es dir so gut geht! Wenn du dann gezwungen wurdest, deinen Teller leer zu essen, war dir speiübel, und du hast dich nicht dankbar, sondern entsetzlich gefühlt. Es ist herzzerreißend, dass Menschen hungern müssen. Aber machte das deine Not kleiner? Kein einziges hungerndes Kind wurde satt, weil du zum Essen gezwungen wurdest. Und du hast nicht plötzlich mit Appetit und Freude gegessen, wenn man dir vorhielt, dass anderswo ein Kind verhungert. Vergleiche und Relativierungen können Leiden nicht lindern, sondern fügen bestehendem Leid neues hinzu.

In meiner täglichen Arbeit erlebe ich immer wieder, dass Klienten zwar massiven Leidensdruck verspüren, aber trotzdem dazu neigen, ihre Verletzungen herunterzuspielen und ihnen keine große Bedeutung beizumessen. Sie sehen, dass es anderen Menschen noch viel schlechter geht als ihnen selbst, und sind der Meinung, dass sie sich nicht so anstellen sollten.

Falls du auch so denkst, möchte ich dir eindringlich sagen, dass eine solche Haltung bereits eine Traumafolge darstellt. Wenn du sehr früh lernen musstest, dich selbst nicht wichtig und deine Gefühle nicht so ernst zu nehmen, wird es dir später normal sein, das, was dich schmerzt und belastet, herunterzuspielen. Wenn du aber das, was dir widerfahren ist, bagatellisierst und verharmlost, verhinderst du, dass deine Verletzungen und Wunden heilen können.

Wenn fremdes Leid mit dem eigenen verglichen wird, kann das dazu führen, seinen gebrochenen Finger zu ignorieren, weil die dadurch entstehende Beeinträchtigung geringer zu sein scheint als beim gebrochenen Bein des Nachbarn. So wird Heilung verhindert. Um heilen zu können, bleibt dir nichts anderes übrig, als dich selbst mit allem, was zu dir gehört, ernst zu nehmen. Um dir mit der gleichen wohlwollenden Aufmerksamkeit begegnen zu können, wie sie für dich im Umgang mit anderen Menschen selbstverständlich ist, brauchst du das Gefühl deiner eigenen Daseinsberechtigung. Dieses Gefühl geht fast allen Menschen als eine Traumafolge verloren, aber es kann im Verlauf einer gelingenden Therapie entstehen und wachsen.

Dein Selbstbild wird sich aber auch dadurch schon verändern und erweitern, wenn du erkennst, dass das, was du bisher von dir kennst, lediglich deine Anpassungsleistungen, Kompensationsmechanismen und Überlebensstrategien sind. Es ist nicht dein wahres Wesen. Vielleicht weckt das folgende Bild deine Reiselust, um dich auf den heilsamen, spannenden und wichtigen Weg zu dir selbst zu machen: Stell dir vor, du bist ein weitgehend unbekannter und nicht kartografierter Kontinent, von dem du schon einiges gehört hast und der dich so interessiert, dass du ihn nun erkunden möchtest. Für deine Forschungsarbeit brauchst du eine gute Ausrüstung; Bagatellisierungen, Verharmlosungen oder Relativierungen bringen dich nicht weiter. Vielmehr helfen dir Eigenschaften wie Mut, Ausdauer, Entschlossenheit, Neugier, Aufmerksamkeit und Klarheit.

Wenn dieses Buch dich als Tourenguide auf deiner Reise begleiten darf, würde mich das sehr freuen.

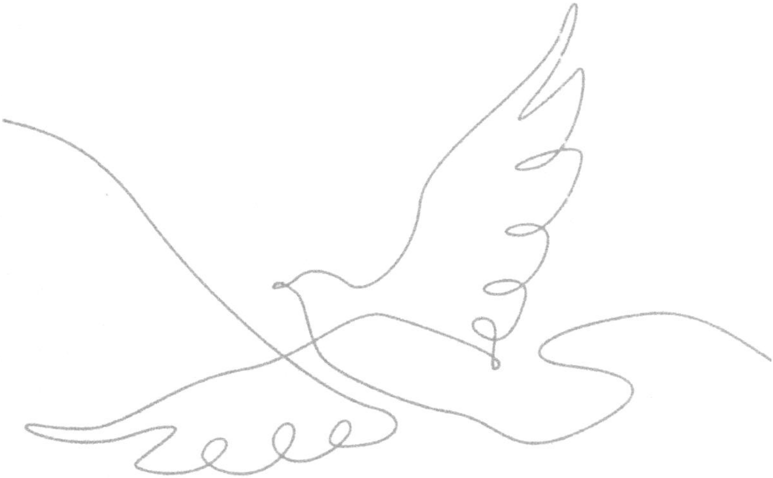

TEIL 1

Trauma und seine Dynamiken

Kapitel 1

WAS IST TRAUMA?

Der Begriff »Trauma« wird seit einigen Jahren häufig und mittlerweile fast inflationär verwendet. Vielleicht ist er auch dir schon im therapeutischen Setting, in Büchern oder YouTube-Beiträgen begegnet. Allerdings wird der Begriff meist nicht sehr genau definiert, sodass oft unklar bleibt, worum es sich bei Trauma eigentlich handelt. Zudem gibt es, auch in der Fachliteratur, haarsträubend falsche Definitionen, die sehr irreführend sind, und deshalb möchte ich an dieser Stelle genauer darauf eingehen, was Trauma eigentlich ist. Das Wort *Trauma* kommt aus dem Griechischen und bedeutet wörtlichen übersetzt *Wunde, Verletzung.*

Der *Duden* definiert Trauma als *»starke psychische Erschütterung, die [im Unterbewusstsein] noch lange wirksam ist«*. An dieser Definition stimmt nur, dass ein Trauma noch lange wirksam ist. Weder handelt es sich um eine *psychische* Erschütterung, noch ist es im *Unterbewusstsein* wirksam. Trauma ist ein Körperzustand, der im autonomen Nervensystem wirksam ist.

Im englischsprachigen *Webster* wird Trauma wie folgt definiert: *»An emotional wound or shock often having long-lasting effects.«* Auch hier wird Trauma als etwas Emotionales definiert, was es eindeutig nicht ist. Trauma steht zwar in Wechselwirkung mit Emotionen, ist aber dennoch ein Körperzustand.

Und in der Zeitschrift *Psychologie heute* wird im Zusammenhang mit Trauma sogar von *»false memories«* gesprochen, von Menschen, die etwas erfinden, das gar nicht existiert. Ganz entsetzlich für Traumaopfer ist die Leugnung des Faktischen – unzählige Menschen in Arztpraxen und Kur- oder Reha-Einrichtungen bekommen mitgeteilt, dass es so etwas wie Bindungs- und Entwicklungstrauma gar nicht gibt. Auch Sätze wie dieser: »*Pinkeln ist eine traumatische Reaktion auf das Trinken von Wasser*«, leugnen zwar nicht die Existenz von Trauma, ziehen es aber ins Lächerliche und sprechen damit den betroffenen Menschen ihren Leidensdruck ab.

Diese Beispiele sollen dir einen Eindruck davon vermitteln, wie groß die Unkenntnis über Trauma ist.

TRAUMAFORSCHUNG

Die Traumaforschung ist eine noch sehr junge Disziplin, die sich mit der Erforschung und Behandlung von traumatischen Ereignissen auf Menschen und soziale Systeme befasst.

Die Polyvagaltheorie, die Dr. Stephen Porges 1994 in den USA veröffentlichte, gilt als bahnbrechend für die Forschung und Traumatherapie und hat die Sichtweise auf Trauma revolutioniert. Renommierte und bekannte Therapeuten, die die Polyvagaltheorie zur Grundlage ihrer Arbeit gemacht haben, darunter Peter Levine, Gabor Maté, Bessel van der Kolk, Lawrence Heller, Deb Dana u. v. a., beweisen mit den Erfolgen ihrer therapeutischen Tätigkeit, dass Traumaheilung über den Körper erfolgen muss, weil Trauma im Körper gespeichert ist und dort wirkt.

Bis heute wird Trauma auch in Fachkreisen fälschlicherweise immer noch als seelische und psychische Verletzung betrachtet, die man mithilfe intuitiver Methoden zu lindern versucht. Diese Auffassung wird dem Wesen von Trauma aber in keiner Weise gerecht und führt dazu, dass viel Zeit und Geld in Forschungsgruppen, Arbeitsgemeinschaften und Studien gesteckt wird, deren Ausgangsüberlegungen an der Peripherie hängen bleiben. Auch in der

Forschung bestimmt die Art der Fragestellung über die Aussagekraft einer Antwort, und solange Trauma als psychisches Problem betrachtet wird, gehen alle Studien und Untersuchungen am Kern des Themas vorbei.

Trauma ist ein Körperzustand, und ohne die von Stephen Porges beschriebenen Zusammenhänge zwischen belastenden kindlichen Erlebnissen und den daraus resultierenden körperlichen Reaktionen im autonomen Nervensystem ist nicht zu verstehen, wie ein in unserer Gesellschaft als normal angesehenes elterliches Verhalten so gravierende Folgen für ein Kind haben kann.

Um zu verstehen, warum etwas scheinbar so Harmloses wie ein Anschreien, eine Zurückweisung oder die Botschaft an das Kind, es solle »anders« und »besser« sein, als es ist, so dramatische Folgen haben kann, muss man sich vergegenwärtigen, dass Babys und Kleinkinder instinktiv wissen, dass sie lebensnotwendig auf die Zuwendung ihrer Eltern angewiesen sind. Ohne die Fürsorge ihrer Eltern würden sie sterben, weil sie sich nicht selbst versorgen können. Daher ist es leicht nachvollziehbar, dass das Nervensystem eines Kindes Überlebensalarm meldet, wenn es von den Eltern ignoriert oder angeschrien wird, Signale der Zurückweisung empfängt oder die Eltern ihm sogar körperliche Schmerzen zufügen.

Das autonome Nervensystem versorgt und reguliert unsere inneren Organe und Drüsen und ist zuständig für alle lebenswichtigen Funktionen wie Herzschlag, Atmung, Verdauung, Blutdruck, Entgiftung, Körpertemperatur und vieles mehr.

Es ist unterteilt in das sympathische und das parasympathische Nervensystem, wobei das parasympathische Nervensystem sich erneut teilt, nämlich in den ventralen und den dorsalen Vagus. Das sympathische Nervensystem ist zuständig für alle Aktivitäten, wie zum Beispiel Tanzen, Sport oder Wandern, und aktiviert den Körper auch in Stresssituationen, um fliehen oder kämpfen zu können, während der ventrale Zweig des parasympathischen

Nervensystems für Regeneration, Verbundenheit, soziale Interaktionen, Sprache, Mimik und Intonation zuständig ist. Der dorsale Zweig des parasympathischen Nervensystems ist sowohl für tiefe Entspannung als auch für die Immobilität der Erstarrung und des Kollabierens zuständig.

Wenn Eltern oder andere Bezugspersonen nicht angemessen auf die Bedürfnisse eines Kindes reagieren, zum Beispiel durch mangelnde Zuwendung, Gleichgültigkeit oder Aggression, führt dies dazu, dass das autonome Nervensystem des Kindes in den Überlebensmodus wechselt. Das geschieht unbewusst als autonomer Prozess. Wenn die Gefahr abnimmt oder vorerst überwunden ist, kann das Nervensystem sich wieder in die Entspannung regulieren, womit sich das Erlebte aber nicht auflöst, sondern als Information im Körper gespeichert bleibt.

Der Mensch ist ein hochsoziales Beziehungswesen, und für jedes Kind ist die stabile liebevolle Nähe zu den Eltern oder anderen engen Bezugspersonen die entscheidende Voraussetzung für eine gesunde und freie Entwicklung. Nährende und verbindende Nähe ist deutlich wichtiger als materieller Komfort, und eine glückliche Kindheit ist definitiv und glücklicherweise nicht an äußere Bedingungen gebunden.

Arno Stern, der Erfinder und Entwickler des Pariser »Malortes«, an dem insbesondere Kinder in einem geschützten Raum ihre Kreativität frei entfalten dürfen, hat einmal gesagt, dass seine Kindheit wunderschön gewesen sei, obwohl er in unsicheren und bedrohlichen äußeren Verhältnissen aufgewachsen sei. In jungen Jahren erlebte er Krieg, Flucht und Entwurzelung. Dass er seine Kindheit trotzdem »schön« empfand, war auf die liebevolle Zugewandtheit seiner Eltern zurückzuführen, die ihm stets aufmerksam und mit Respekt begegneten. Dank ihrer bedingungslosen Liebe konnte er sich so entwickeln, wie es seiner Wesensart entsprach, ohne den Wünschen und Vorstellungen seiner Eltern entsprechen zu müssen. Diese innere Haltung seiner Eltern war entscheidend für Arno Sterns Glück; die fehlende materielle Sicherheit, der Krieg und die belastenden äußeren Umstände seiner Kindheit waren weit weniger wichtig als die liebevolle Verbundenheit mit seinen Eltern.

Man kann sagen, dass Trauma eine gesunde Reaktion auf ungesunde Ereignisse ist. Oder auch, dass ein Trauma ein belastendes Ereignis ist, das von der Person, die es erlebt, nicht bewältigt und verarbeitet werden kann. In diesem Sinne kann man Trauma auch als »Diskrepanzerlebnis« beschreiben: Gemeint ist die Diskrepanz zwischen dem, was einem Menschen widerfährt, und dem, was ihm zur Bewältigung zur Verfügung steht. Ein Trauma entsteht immer dann, wenn ein Ereignis so überwältigend ist, dass es alle zur Verfügung stehenden Verarbeitungs- oder Bewältigungsmechanismen übersteigt.

Viele Menschen sind der Überzeugung, dass sie eine gute Kindheit ohne große Katastrophen hatten, und glauben deshalb, dass Trauma für sie keine Rolle spielt. Auch ich bin jahrzehntelang nicht auf die Idee gekommen, dass Trauma ein Thema für mich sein könnte. Wenn auch du dir die Frage stellst, ob du womöglich traumatisiert wurdest und ob das, was dir passiert ist, wirklich so einschneidend war, dass es Trauma genannt werden kann, dann ist es gut, wenn du anfängst, dich intensiv mit dem Thema auseinanderzusetzen. Eine wichtige Grundaussage der Traumaforschung besteht darin, dass es nicht das Ereignis an sich ist, das einen Menschen traumatisiert, sondern dass Trauma durch die individuelle Reaktion auf dieses Ereignis und die Fähigkeit, damit umzugehen, entsteht.

So können zum Beispiel Überlebende eines Flugzeugabsturzes sehr unterschiedlich reagieren. Manche erholen sich schnell, finden ihre Balance wieder, kehren in ihren Alltag zurück und unternehmen ganz selbstverständlich weitere Flugreisen. Auf andere hingegen wirken die Geschehnisse so stark, dass ihr ganzes Leben davon beeinträchtigt wird und es für sie keine »Normalität« mehr gibt. Diese Menschen können kein Flugzeug mehr besteigen und reagieren bereits mit massivem Stress, wenn sie nur ein Flugzeug am Himmel sehen oder eine Luftaufnahme in einem Reisemagazin betrachten.

Diese Traumafolgen werden sowohl von den Betroffenen als auch von der Gesellschaft als störend, dysfunktional und beeinträchtigend wahrgenommen, sind aber in Wirklichkeit hochintelligente Anpassungsleistungen, um in Sicherheit zu bleiben und sich zu schützen, indem nichts wiederholt wird, was sich als lebensbedrohlich erwiesen hat.

Daher ist es unmöglich, objektive und für alle Menschen verbindliche Aussagen darüber zu machen, ob ein Ereignis traumatisierend ist oder nicht, da alle Menschen sehr unterschiedlich auf Ereignisse reagieren, je nach ihrer Fähigkeit und ihren Ressourcen zur Bewältigung und Verarbeitung dieser Ereignisse.

UNTERSCHIEDLICHE ARTEN VON TRAUMATISIERUNGEN

In der Traumatologie werden traumatisierende Erfahrungen in unterschiedliche Kategorien und Typen eingeteilt. So wird zwischen einmaligen und kurz andauernden beziehungsweise mehrmaligen und lang andauernden Traumatisierungen unterschieden.

Auch lässt sich unterscheiden, ob es sich um Traumatisierungen handelt, die durch andere Menschen verursacht wurden (Man-Made Trauma) oder zum Beispiel aufgrund von Naturereignissen (Natural Trauma) entstanden sind. Die Unterscheidung, wodurch und durch welches Ereignis ein Trauma ausgelöst wurde, kann für die Therapie von Bedeutung sein.

Schocktrauma

Fast alle Menschen verbinden mit dem Begriff Trauma das sogenannte *Schocktrauma.* Dabei handelt es sich um ein Monotrauma. Das bedeutet, dass etwas Einmaliges geschieht, das als so katastrophal empfunden wird, dass das Leben danach nicht mehr so weiterfließen kann wie zuvor.

Schocktraumata können zum Beispiel Naturkatastrophen, Einbrüche, Operationen, Unfälle, der Abschied von einem geliebten Wesen, sexualisierte Gewalt etc. sein.

Schocktraumata haben in der Regel einen erinnerbaren Anfang, einen Verlauf und ein Ende. Die traumatischen Geschehnisse werden in der Bibliothek des Gehirns, dem Hippocampus, gespeichert und sind dort abrufbar. Der Hippocampus ist Teil des limbischen Systems und an der Bildung und Aufrechterhaltung von Gedächtnisinhalten beteiligt. Daher können sich die meisten Menschen an schocktraumatische Erlebnisse erinnern und zusammenhängend darüber berichten. Wenn du beispielsweise als Bankkunde einen Raubüberfall erlebst, schaltet dein Nervensystem während des Überfalls in den Überlebensmodus. Haben die Täter die Bank verlassen und die Gefahr ist vorüber, wird das Nervensystem automatisch herunterreguliert, und alles ist wieder gut. Wenn allerdings ein Schocktrauma auf ein bereits durch Bindungs- und Entwicklungstraumatisierungen verletztes Nervensystem trifft, ist die Regeneration erheblich schwerer oder gar unmöglich. Das Schocktrauma stellt dann eine Retraumatisierung dar, und das Nervensystem reguliert sich nicht wieder herunter, obwohl die Gefahr vorbei ist.

Bindungs- und Entwicklungstrauma

Schwerwiegender und weitaus komplexer in ihren Auswirkungen und Folgen sind die sogenannten Bindungs- und Entwicklungstraumata, die auch schockartige traumatische Erlebnisse beinhalten können. Diese Traumatisierungen entstehen in der Kindheit in einem für das Kind belastenden, ungünstigen, unberechenbaren oder gefährlichen Beziehungsgefüge. Bindungs- und Entwicklungstraumatisierungen beeinträchtigen und erschweren in der Folge das emotionale, psychische, körperliche und soziale Wohlbefinden des Kindes.

Bindungs- und Entwicklungstraumata sind sequenzielle Traumata. Das bedeutet, dass sie wiederholt und über einen längeren Zeitraum geschehen. Diese Traumata entstehen während der gesamten Prägezeit von Empfängnis bis etwa zum 15. Lebensjahr. Während sequenzieller Traumatisierungen kann sich das Nervensystem nicht mehr herunterregulieren, sondern hängt im Überlebensmodus fest. Da die Eltern so sind, wie sie sind, und sich entsprechend verhalten, endet die Gefahr nie.

Der Kernkonflikt von Bindungs- und Entwicklungstraumatisierungen ist ein unzuverlässiger, unzureichender und/oder belastender Kontakt zu den Bezugspersonen – meist den Eltern – und daraus resultierende Erfahrungen von Angst, Unsicherheit, Orientierungslosigkeit und Überforderung. Diese Art von Traumatisierung muss keineswegs mit roher oder äußerlich erkennbarer Gewalt einhergehen. Auch Eltern, die ihre Kinder sehr lieben, können sie dennoch traumatisieren, wenn sie zum Beispiel nicht in der Lage sind, sei es aufgrund eigener Traumatisierungen, Stress, Überforderung oder Krankheit, ihr Kind liebevoll, empathisch, zuverlässig und unterstützend zu begleiten. Auch wenn ein Kind nicht das Gefühl entwickeln kann, dass es bedingungslos geliebt und unterstützt wird, sondern stattdessen vermittelt bekommt, dass es nicht gut genug ist und »anders« oder »besser« sein soll, ist dies für jedes Kind bedrohlich und kann die Grundlage für verschiedene Traumafolgestörungen bilden.

Kollektives Trauma

Unter kollektiven Traumata versteht man extreme Gewalterfahrungen, die nicht nur bei einzelnen Menschen, sondern auch in den betroffenen Gemeinschaften und Völkern tiefe Spuren hinterlassen, wie zum Beispiel Terroranschläge, Kriege, politische Verfolgung, Völkermord, aber auch Naturkatastrophen wie Erdbeben oder Tsunamis. Diese Ereignisse verankern sich im kollektiven Gedächtnis und beeinflussen das Fühlen, Denken und soziale Handeln von Gruppen und Gemeinschaften. Diese Traumata können monotraumatisch sein, also ein einmaliges Geschehen, etwa ein Tsunami, oder sequenziell, also über einen längeren Zeitraum auftretend, wie zum Beispiel das Naziregime unter Adolf Hitler.

Transgenerationales Trauma

Der Begriff bezeichnet die Weitergabe von traumatischen Erfahrungen und Erlebnissen der Angehörigen einer Generation an die nächste Generation. Diese Weitergabe kann sowohl durch Vererbung (Genetik) und zusätzlich codierte Informationen (Epigenetik) als auch über das Verhalten erfolgen und geschieht in aller Regel unbewusst und ungewollt. Transgenerationale Traumata stehen in engem Zusammenhang mit kollektiven Traumata.

Sekundärtrauma

Ein Sekundärtrauma betrifft Menschen, die ein katastrophales Ereignis aus der Position des Beobachters wahrnehmen. Obwohl es sie nicht direkt betrifft, kann es dennoch ein Trauma auslösen. Dazu gehört zum Beispiel die Beobachtung eines Autounfalls mit Todesfolge oder von Menschen, die nach einem Bombenangriff oder einem Erdrutsch in den Trümmern eingeschlossen sind und sterben.

Sozialtrauma

Soziale Traumatisierung betrifft bestimmte Gruppen von Menschen und findet in einem gesellschaftlichen Kontext statt. So können zum Beispiel Kinder Opfer von Mobbing werden, weil sie nicht mit den Dresscodes und Statussymbolen finanziell bessergestellter Kinder mithalten können.

BIN ICH TRAUMATISIERT?

Um herauszufinden, ob und inwiefern Trauma in deinem Leben eine Rolle spielt und dann die für dich richtigen Schritte zu unternehmen, ist eine gute Orientierung wichtig. Je genauer du deine Situation kennst, desto leichter wird es dir fallen, gute und heilsame Entscheidungen zu treffen. Nicht immer ist es sinnvoll, deine Hausärztin oder deinen Hausarzt um eine Einschätzung zu bitten. Weil die Traumaforschung eine so junge Disziplin ist, die kaum die engen Fachkreise verlassen hat, ist es leider so, dass sich die meisten Ärzte, Mediziner, Therapeuten und Kliniker noch nicht mit diesem Gebiet auseinandergesetzt haben.

Deshalb kann eine eigene Bestandsaufnahme hilfreich sein. Im Folgenden findest du eine Liste von Symptomen, die darauf hinweisen können, dass du Traumafolgen trägst. Vielleicht möchtest du die Liste gemeinsam mit deinem Partner/deiner Partnerin oder einer guten Freundin/einem guten Freund durchgehen? Die Einschätzung einer Person, die dich wirklich kennt und dir nahesteht, kann deine Selbstwahrnehmung nämlich gut ergänzen.

MÖGLICHE ANZEICHEN FÜR TRAUMA

- Schlafstörungen
- Depression
- Starke Stimmungsschwankungen
- Panikattacken
- Dissoziation
- starke innere Unruhe
- Unfähigkeit, zu entspannen
- Entscheidungsschwierigkeiten
- eingeschränkte Körperwahrnehmung
- Verlust der Libido/Asexualität
- eingeschränkte Gefühlsfähigkeit
- fehlende Lebensfreude
- Beziehungsprobleme
- Mobbingprobleme
- keine Nähe zu geliebten Menschen empfinden
- keine Freude empfinden
- kein Gefühl von Dankbarkeit
- Prokrastination (»Aufschieberitis«)
- keine eigene Position vertreten, sondern grundsätzlich die Meinung anderer übernehmen

- Nein sagen fällt schwer und erzeugt massiven Stress
- Angst vor der Reaktion anderer
- für sich selbst einzustehen und Grenzen zu setzen, macht große Angst
- körperliche Symptome, die entweder immer wieder auftreten oder chronisch geworden sind und für die man keine Ursache findet
- sogenannte »mysteriöse Krankheitsbilder« mit wechselnden Symptomen oder Symptomverschiebungen, die von der Schulmedizin als »psychosomatisch« eingestuft werden
- Colitis ulcerosa
- Zöliakie
- Schilddrüsenprobleme
- Rückenschmerzen
- Chronisches Fatigue-Syndrom
- Nahrungsmittelunverträglichkeiten
- Allergien
- sogenannte psychische Beschwerdebilder, zum Beispiel bipolare Störungen, Borderline, Suizidgedanken, Zwangshandlungen, Süchte, Burn-out, Phobien
- Wenn Psycho- oder Verhaltenstherapie nicht helfen. Das liegt daran, dass Trauma nichts Psychisches, sondern ein Körperzustand ist. Wenn du deine Situation zwar perfekt verstehst, die Zusammenhänge erkennst und genau weißt, worin deine Problematik besteht, aber trotzdem dein Leben nicht ändern kannst, dann trägst du wahrscheinlich Traumafolgen.
- Auch Hochsensibilität ist in den meisten Fällen eine Traumafolge. Hochsensible reagieren auf Außenreize, die normal sensible Menschen gar nicht wahrnehmen. Das Gehirn hochsensibler Menschen muss deutlich mehr Informationen

verarbeiten. Dazu kommt eine Vielzahl innerer Wahrnehmungen mit lebhaften Visualisierungen und Gedankenbildern. Gefühlsreaktionen, wie zum Beispiel Freude, Trauer, Mitgefühl usw., sind stark ausgeprägt und können nur schwer gehalten werden. Auch Umweltreize, etwa Geräusche, Gerüche, Licht, Hitze, Kälte, Farben, werden sehr intensiv und oft als überwältigend wahrgenommen. Die überaus feinen Antennen werden in der Prägezeit ausgebildet, um bedrohliche Situationen möglichst schnell zu erkennen, rechtzeitig Sicherheitsvorkehrungen zu treffen oder durch diplomatisches Engagement die Situation zu moderieren und damit zu entschärfen.

Auch wenn dein Denken, Handeln und Fühlen in manchen Situationen destruktiv oder dysfunktional erscheint, kannst du alle Traumafolgen als ein intelligentes und komplexes Programm verstehen, das ausschließlich deinem Schutz und deinem Überleben dient.

Vielleicht hat dein Arzt dein Krankheitsgeschehen als »psychosomatisch« eingestuft und dir eine Psychotherapie verschrieben. Bei der weiteren Lektüre dieses Buches wirst du verstehen, warum weder Psycho- noch Verhaltenstherapie funktionieren können, solange Trauma im Hintergrund wirkt. Bitte deinen Arzt darum, dass dir statt Psychotherapie körperorientierte Therapien verordnet werden. Trauma ist ein Körperzustand, und alles, was angenehm und regulierend auf den Körper wirkt, ist unterstützend. Kassenärztlich anerkannte Therapien sind zum Beispiel Physiotherapie, Ergotherapie, Cranio-Sacral-Therapie oder Massagen. Erkundige dich auch nach den Möglichkeiten von Gestalt-, Kunst-, Musik- oder Tanztherapie. Natürlich kannst du auch gesprächstherapeutische Angebote nutzen, wenn sie dir guttun. Verständnisvolle

Gespräche können dich entlasten, inspirieren und trösten. Aber bitte sei nicht überrascht oder verzweifelt, wenn du feststellst, dass Gespräche allein den Zustand deines Nervensystems nicht nachhaltig verändern können.

UNSERE TRAUMATISIERTE GESELLSCHAFT

Jede Gesellschaft gründet sich auf bestimmte Werte und Ziele, an denen sie sich dann orientiert. Im globalisierten westlichen Materialismus, der in der Welt vorherrschend ist und sich immer noch weiter ausbreitet, gibt es nur sehr wenige Menschen, die den Auswirkungen von Trauma in irgendeiner Form entkommen. In der Gesellschaft, in der wir leben, gelten einige Werte als gut und erstrebenswert und andere Werte als schlecht und abzulehnen. So gilt es beispielsweise als erstrebenswert, einen angesehenen Beruf auszuüben, viel Geld zur Verfügung zu haben, ein schönes Haus zu bewohnen, oft in den Urlaub zu fahren und materiellen Wohlstand zu erreichen. Markenklamotten, sich in angesagten Restaurants, Bars und Klubs sehen zu lassen, ein teures Auto zu fahren und limitierte Karten für Theater- und Konzertpremieren zu bekommen, ist gesellschaftlich hoch angesehen.

Als nicht erstrebenswert oder gar als Beweis persönlicher Minderwertigkeit gelten schlecht bezahlte Berufe in Bereichen wie Pflege, Müllentsorgung, Kasse, Lager oder Reinigung. Auch wer sich künstlerisch betätigt, läuft Gefahr, als Faulpelz und Hungerleider zu gelten, solange die Werke nicht an renommierte Adressen verkauft werden. Wer in einem Mietshaus wohnt, in Billigsupermärkten einkauft, öffentliche Verkehrsmittel nutzt und die Kinder auf eine Schule mit hohem Ausländeranteil schickt, steht gesellschaftlich nicht sehr hoch im Kurs.

Eltern wollen natürlich, dass es ihrem Nachwuchs in der Zukunft gut geht und dass ihr Kind es »zu etwas bringt«. Um dies zu erreichen, kommen sie an den Regeln und Normen unserer Gesellschaft nicht vorbei. Sie wissen, dass ihr Kind gute Noten und einen qualifizierten Schulabschluss braucht, um dann zu studieren und einen angesehenen und gut bezahlten Beruf ausüben zu können. Sie achten also darauf, dass ihr Kind die Hausaufgaben macht, möglichst fehlerfreie Klassenarbeiten schreibt und gute Zeugnisse nach Hause bringt. Sie finden es meist selbstverständlich, die Fähigkeiten und Talente ihrer Kinder in »nützlich« und damit förderungswürdig und »unnütz« und damit vernachlässigbar einzuteilen. Wenn sich das Kind für andere Inhalte interessiert als die, die im Rahmen der Lehrpläne vorgegeben sind, empfinden die Eltern dies oft als irritierend und sehen nicht ein, wofür sie dem Raum geben sollen. Zwar könnte ein Kind theoretisch auch in der Freizeit seinen Interessen nachgehen, doch wird diese für die Erledigung der Hausaufgaben, die Teilnahme an Arbeitsgemeinschaften und die Aufarbeitung schulischer Schwächen durch Nachhilfe benötigt. Nur wenn die schulischen Leistungen stimmen, darf das Kind zur Belohnung tun, was ihm Spaß macht.

Vera Birkenbihl war Trainerin für gehirngerechte Lernstrategien und hat einmal sehr anschaulich beschrieben, was passiert, wenn man nicht die Stärken eines Menschen fördert, sondern versucht, die Schwächen auszugleichen: Einer Ente, die sehr gut schwimmen und fliegen konnte, wurde dies aus dem Lehrplan gestrichen, weil sie es ja schon konnte. Stattdessen sollte sie das üben, was sie nicht konnte, nämlich klettern und rennen. Sie erhielt Förderstunden, um ihre Kletterfertigkeit und Laufgeschwindigkeit zu verbessern. Am Ende des Schuljahres konnte sie aber immer noch nicht klettern und rennen, und überdies hatten sich ihre Fähigkeiten im Schwimmen und Fliegen mangels Übung verschlechtert.

Was uns bei der Ente absurd und wie ein Witz vorkommt, nehmen wir bei unserem Schulsystem als selbstverständlich hin.

In einer Gesellschaft mit genau definierten Werten kann ein Kind sich nicht so entwickeln, wie es möchte und wie es seinem Wesen entspricht, sondern muss sich an ein übergeordnetes und unpersönliches Modell anpassen, das wenig oder nichts mit seinen Interessen zu tun hat und in dem das, was ihm Freude macht und was es entfalten möchte, nur schwer Ausdruck finden kann. In einer wettbewerbsorientierten Gesellschaft ist es daher kaum zu vermeiden, dass Menschen bindungs- und entwicklungstraumatisiert werden. Lediglich der Schweregrad variiert.

Das ist auch die Erkenntnis führender Traumatologen. Nach Aussagen namhafter Traumaforscher, wie zum Beispiel Gabor Maté, Stephen Porges, Franz Ruppert, Thomas Hübl u. v. a., leben wir in einer durch und durch traumatisierten Gesellschaft. Diese hart klingende Feststellung soll keine Angst machen, sondern auf die große Bedeutung von Trauma hinweisen.

Trauma ist nicht nur individuelles Schicksal. Es hat auch eine enorme gesellschaftliche Relevanz. Der Schweizer Historiker und Friedensforscher Dr. Daniele Ganser erforscht seit Langem die Zusammenhänge zwischen Medienkonsum, Krieg, Ausbeutung, Rassismus und Terror. Auch er hat sich dem Thema Trauma geöffnet, denn ohne das Wissen um die Auswirkungen von Traumata und Traumafolgestörungen ist es unmöglich, zu verstehen, warum es keinen Frieden auf der Welt geben kann, solange Menschen bindungs- und entwicklungstraumatisiert sind. Nur wenn wir die Dynamiken von Trauma begreifen, können wir nachvollziehen, warum Menschen, deren Nervensysteme so verschaltet sind, dass andere Menschen gefährlich und als Feinde zu betrachten sind, niemals friedlich miteinander leben können. Äußerer Frieden setzt inneren Frieden voraus – und der lässt sich nicht nur durch Achtsamkeit erreichen, sondern ist nur möglich, wenn das Nervensystem frei von Traumafolgen und damit reguliert und entspannt ist.

Beim Thema Trauma geht es nie um Schuld. Kein Elternpaar traumatisiert seine Kinder absichtlich und aus Bosheit. Kinder können traumatisiert werden durch den Zwang, gesellschaftlichen Werten und Normen entsprechen zu müssen, und sie werden dadurch traumatisiert, dass die Eltern genau das an ihre Kinder weitergeben, was in ihrem eigenen frühen Erfahrungsraum geschehen ist. Sie geben also weiter, was ihnen selbst angetan wurde. So entstehen transgenerationale Traumata. Wer ein Trauma nicht erkennt und reflektiert, ist gezwungen, es zu wiederholen. Solange Menschen ihre eigenen Themen nicht anschauen, sie nicht bearbeiten und integrieren können, werden sie an die nächste Generation weitergegeben.

Kapitel 2

DER EINFLUSS DES AUTONOMEN NERVENSYSTEMS

Dein autonomes Nervensystem ist um ein Vielfaches mächtiger als dein Verstand, was biologisch auch sehr sinnvoll ist, weil es seine Aufgabe ist, dein Überleben zu sichern. Hätte der Verstand bei den autonomen Prozessen ein Mitspracherecht, müsste jeder Atemzug erst diskutiert werden und du würdest keine Viertelstunde überleben. Ein Mathematiker hat einmal berechnet, dass der präfrontale Cortex, also der Verstand, die Größe einer Erbse hat und das autonome Nervensystem die Größe eines Fußballfeldes. Dieser Größenvergleich ist keine dramatische Übertreibung, sondern real, und er macht deutlich, dass der Verstand nichts ausrichten kann, wenn das Nervensystem nicht einverstanden ist. Es hat immer das letzte Wort, und Traumaheilung ist ohne ein entsprechend informiertes Nervensystem nicht möglich.

Stell dir vor, du bist im Kino. Im Film geht es um den Kampf zwischen Gut gegen Böse, du magst den Protagonisten, und die Story samt ihrer technischen Spezialeffekte fasziniert dich. Auf deinem Schoß balancierst du eine Tüte Popcorn und greifst gerade hinein – da siehst du, wie der Held, der soeben ein übles Unrecht aufgedeckt hat, von seinem Widersacher angegriffen wird. Prompt bleibt deine Hand in der Popcorntüte stecken, und dir stockt der Atem. Der attraktive und unerschrockene Kämpfer für das Gute ist in höchster Gefahr, der Bösewicht ist ihm dicht auf den Fersen und droht ihn zu überwältigen, und dein Herz hämmert in rasender Geschwindigkeit gegen deine Rippen. Dein Atem geht flach, deine Handflächen sind feucht, und dein ganzer Körper ist in Anspannung. Obwohl weder der edle Held noch sein brutaler Gegner zu deinem Bekanntenkreis gehören und die Geschichte nicht einmal auf deinem Kontinent spielt, reagiert dein Körper so, als wärst du dabei und unmittelbar betroffen.

Dein Nervensystem hat die Aufgabe, dein physisches Überleben zu sichern. Dazu prüft es mittels Neurozeption in jeder Sekunde, ob noch alles in Ordnung ist und du in Sicherheit bist. Wenn du nun emotional auf etwas reagierst, zum Beispiel auf einen spannenden Kinofilm, wird das immer von bestimmten Körperreaktionen begleitet. Und wenn dein Erleben von Angst, Anspannung und Schrecken bestimmt ist, dann reagiert dein Nervensystem entsprechend, indem es den Überlebensmodus aktiviert, weil es davon ausgehen muss, dass du in akuter Gefahr bist.

Es ist besonders wichtig, zu verstehen, dass genau das Gleiche wie im Kino passiert, wenn du dich in vergangenen und schmerzhaften Erlebnissen deiner persönlichen Biografie bewegst. Wenn du dich emotional mit zurückliegenden Verletzungen verbindest, geht dein Nervensystem davon aus, dass du dich genau jetzt, in diesem Moment, wieder in einer verletzenden, schmerzhaften und möglicherweise lebensbedrohlichen Situation befindest.

DIE ENTWICKLUNG DES AUTONOMEN NERVENSYSTEMS

Bei der Geburt ist der Teil unseres Nervensystems, der für körperliche Funktionen wie Atmen, Verdauen, Entgiften, Reflexe, intrazelluläre Prozesse etc. zuständig ist, bereits vollständig entwickelt. Der Teil, der soziale Interaktionen und Emotionen steuert, entwickelt sich jedoch im Laufe unserer Erfahrungen.

Stell dir Millionen Nervenbahnen vor, die zu Beginn deines Lebens lose und unverbunden herumliegen und nur darauf warten, dass du etwas erlebst, damit sie sich miteinander verbinden können, um das, was du erlebst, zu verschalten.

Alle Erfahrungen, beginnend mit deiner Empfängnis bis etwa zum 15. Lebensjahr, werden mit hoher Präzision in deinem Nervensystem hinterlegt, verschaltet und gespeichert. Stell es dir vor wie einen allgegenwärtigen Paparazzo, der dich fortwährend bei allem, was du tust oder nicht tust, fotografiert. Wie in einem großen Archiv wird jede deiner Erfahrungen im autonomen Nervensystem aufbewahrt. Dein Nervensystem ist wie ein großes Fotoalbum, in dem alles, auch jede noch so kleine Kleinigkeit, dokumentiert ist. Dieser Teil des Gedächtnisses wird als implizites Gedächtnis oder Körper- und Zellgedächtnis bezeichnet und beeinflusst dein emotionales und psychisches Erleben und Verhalten, ohne dass es dir bewusst wird. Damit unterscheidet es sich vom expliziten Gedächtnis, dessen Inhalte dir bewusst sind und die du erinnern und erzählen kannst.

Wenn du ungefähr 15 Jahre alt bist, sind alle Nervenbahnen miteinander verbunden, und die Vernetzungen bilden dein individuelles Programm, das darüber entscheidet, wie du handelst, denkst und fühlst. Auf dieses Programm wird automatisch immer dann zurückgegriffen, wenn dein Nervensystem eine Situation als gefährlich interpretiert. Dann wechselt das Nervensystem automatisch in den Überlebensmodus, was unter anderem zur Folge hat, dass deine Gehirnfunktionen heruntergefahren werden. In diesem Zustand bist du nicht mehr in der Lage, bewusst zu handeln, klar zu denken oder soziale Interaktionen durchzuführen. In Situationen, die dein Nervensystem als gefährlich erkennt, hat nicht dein Verstand die Kontrolle, sondern dein Nervensystem. Es handelt automatisch und schickt dir aufgrund der hinterlegten Programme so mächtige Handlungsimpulse, dass dein Verstand keine Chance hat, dich etwas anderes tun zu lassen als das, was dein Nervensystem bestimmt.

Deine Reaktionen und Handlungen können auf dich und andere Menschen destruktiv, unsinnig oder unangemessen wirken. Aus Sicht des Nervensystems sind sie jedoch sinnvoll, denn sie dienen deinem Schutz, indem du so reagierst, wie es den Überlebensstrategien deiner Prägezeit entspricht. Wenn du Traumafolgen trägst, wirst du also vom Nervensystem deiner Kindheit geleitet, obwohl du mittlerweile erwachsen bist.

DIE BEDEUTUNG DER PRÄGEZEIT FÜR DEINE KÖRPERLICHE UND EMOTIONALE GESUNDHEIT

Die ersten drei Jahre der Prägezeitzeit sind von besonderer Wichtigkeit für dein späteres Leben. Was du in diesen ersten Jahren erlebst, prägt dein ganzes weiteres Leben. Die Bindungsmuster, die in dieser Zeit entstehen, bestimmen, wie du andere Menschen, dich selbst und die Welt wahrnimmst. Konntest du in diesen ersten drei Jahren die Menschen um dich herum als liebevoll, unterstützend und zuverlässig wahrnehmen, oder hast du sie als bedrohlich und unberechenbar erlebt? Hast du dich geliebt, wertvoll und willkommen gefühlt oder dich als lästig, falsch und störend wahrgenommen? War die Welt für dich ein sicherer und friedlicher Ort, oder musstest du sie als unsicher und gefährlich erleben?

Die ersten drei Jahre sind deshalb so prägend, weil du in dieser Zeit noch keinen ausgebildeten Verstand hattest, der dir helfen konnte, deine Erfahrungen zu sortieren und einzuordnen. Du konntest dein Erleben nicht mit dem anderer Menschen vergleichen und hattest somit keine Möglichkeit, es zu reflektieren, zu analysieren und damit in eine Distanz zu bringen.

Unser Verstand, der präfrontale Cortex, beginnt sich erst im Alter von etwa zwei Jahren zu entwickeln und ist zwischen dem 19. und 20. Lebensjahr fertig ausgebildet. Ohne die Analysefähigkeit des Verstandes erscheint uns alles, was wir in den ersten Lebensjahren erleben, als normal. So normal, so selbstverständlich, so alternativlos, dass wir die Frage, ob es anderswo vielleicht besser sein könnte oder ob unsere Situation veränderbar wäre, gar nicht stellen können. In unserer Wahrnehmung fühlen und erleben alle Menschen genau das Gleiche wie wir. Die Welt ist für uns in dieser Zeit lediglich eine Erweiterung unseres Elternhauses, und wir haben keine Möglichkeit, unser Erleben mit dem anderer Menschen zu vergleichen und einordnen zu können.

Wir Menschen kommen als deutliche Frühgeburt auf die Welt. Für ein gewisses Maß an Selbstwirksamkeit müssten Kinder drei Jahre lang im Mutterleib bleiben. Weil der menschliche Körperbau dies nicht zulässt, entscheidet der Kopfumfang des Babys über den Zeitpunkt der Geburt und nicht seine Überlebensfähigkeit.

Ein Baby kann sich noch nicht selbst regulieren. Es kann sich weder selbst trösten und beruhigen, wenn es Angst hat und hoch erregt ist, noch bei Erstarrung und Untererregung zu einer vitalen Wahrnehmungsfähigkeit anregen. Deshalb ist die Co-Regulation durch die Mutter oder eine andere enge Bezugsperson zwingend erforderlich. Wird ein Baby in schwierigen Situationen allein gelassen, hat das gravierende Folgen für sein Nervensystem, und das Erlernen der Selbstregulierung kann nicht stattfinden. Diese ist jedoch notwendig, damit unsere Gedanken, Gefühle und Verhaltensweisen der jeweiligen Situation angemessen sind. Gelingt es uns nicht, uns von innen heraus selbst zu regulieren, sind wir in Stresssituationen auf äußere Ressourcen angewiesen. Das sind sogenannte Co-Regulanzien, wie zum Beispiel Essen, Alkohol, Nikotin, Tabletten, Arbeit, Sport, Sex usw.

Babys sind existenziell von der Fürsorge ihrer Eltern abhängig. Sie sind nicht in der Lage, Gefahrenquellen zu erkennen und sich von ihnen zu entfernen, sie können sich nicht säubern und ihren Hunger oder Durst stillen. Ebenso wichtig wie die körperliche Versorgung des Babys sind emotionale Nähe, liebevolle Zuwendung, Augen- und Körperkontakt.

In einem grausamen Experiment versuchten Wissenschaftler im 13. Jahrhundert herauszufinden, ob es eine menschliche Ursprache gibt. Dazu wurden Neugeborene isoliert und deren Betreuer angewiesen, die Babys ausschließlich körperlich zu versorgen. Die Babys wurden gefüttert und gewaschen, aber niemand durfte sie anschauen, mit ihnen sprechen, ihnen etwas vorsingen oder Körperkontakt herstellen. Alle Babys starben nach kurzer Zeit.

In unserer Gesellschaft gilt es immer noch als »normal«, wenn Babys schreien – und es gibt immer noch Ratgeber, in denen Eltern aufgefordert werden, das Schreien ihrer Kinder zu ignorieren, weil diese sonst »dominant« werden, den Eltern auf der Nase herumtanzen, ihre Grenzen nicht erkennen und sich zu Tyrannen entwickeln.

Ein Baby schreit aber nicht in der Absicht, Machtstrukturen aufzubauen, sondern nur dann, wenn es in Not ist oder ein Bedürfnis hat. Wird dieses Bedürfnis nicht erfüllt, weint es lauter, um in seiner Not jemanden herbeizurufen. Wenn das nicht geschieht und niemand kommt, gerät das Nervensystem des Babys in panische Todesangst. Es ist überzeugt, sterben zu müssen.

Wenn es irgendwann aufhört zu schreien, dann nicht, weil es jetzt begriffen hätte, welche Regeln seine Eltern aufgestellt haben. Es schreit nicht mehr, weil es aufgegeben und resigniert hat. Es glaubt nicht mehr daran, dass eine positive Veränderung möglich ist, sondern richtet sich auf das Sterben ein. Es fügt sich in sein Schicksal und dissoziiert, um die Schmerzen und die Todesangst nicht länger in ihrer ganzen Intensität ertragen zu müssen.

Wenn Menschen in unsicheren Bindungen aufwachsen und nicht die Erfahrung von Nähe, Liebe, Geborgenheit, Sicherheit und Stabilität machen können, wirkt sich das auf ihr ganzes späteres Leben aus:

- Sie haben Probleme mit sozialen Beziehungen, Freundschaften und Partnerschaften.
- Sie leiden unter Versagensängsten.
- Sie kennen ihre Talente und Potenziale nicht.
- Sie haben ein geringes Selbstwertgefühl und sind überzeugt davon, nicht gut genug zu sein.
- Sie haben große und tief sitzende Verlustängste.
- Sie haben kein Vertrauen in sich selbst und in das Leben.
- Sie glauben, sie seien im Krankenhaus vertauscht worden, weil sie sich ihrer Familie nicht zugehörig fühlen.
- Sie empfinden das Leben als schmerzhaft und sehnen sich nach dem Tod.
- Sie fühlen sich wie von einem anderen Stern, weil sie sich nicht dazugehörig und völlig unverstanden fühlen und nicht glauben, dass sich das jemals ändern wird.

DIE POLYVAGALTHEORIE

Die Polyvagaltheorie ist eine differenziertere Sichtweise auf das autonome Nervensystem, die von Stephen Porges entwickelt wurde. Zuvor ging man davon aus, dass das autonome Nervensystem aus zwei Zweigen besteht: dem Sympathikus und dem Parasympathikus. Porges entdeckte jedoch, dass der parasympathische Zweig in zwei weitere Zweige unterteilt ist, in den dorsalen und den ventralen Vagus. Dabei stellte er fest, dass Körper und

Gehirn sich gegenseitig beeinflussen und in einem Regelkreislauf stehen.

Ein wichtiger Aspekt dieses Kreislaufs ist die Fähigkeit des Nervensystems, die Umgebung unablässig auf mögliche Gefahren zu überprüfen, um das Überleben zu sichern. Diesen ständigen Prozess bezeichnet Porges als »Neurozeption«. Nur wenn das autonome Nervensystem die Umgebung als »sicher« einstuft, kann der Körper in einem entspannten Zustand sein. Entspannung bedeutet im neurobiologischen Sinn aber weit mehr als Ausruhen oder Schlafen, denn nur im entspannten Zustand hast du Zugriff auf deine Verstandesleistungen und deine sozialen Fähigkeiten.

Um mit anderen Menschen in Kontakt zu treten, dich mit ihnen auszutauschen, entspannte Gespräche zu führen und Freude an der Verbindung zu haben, muss ein ganz bestimmtes Hirnareal, der sogenannte ventrale Vagus, aktiv sein. Auch um etwas zu lernen, Probleme zu lösen und Themen konstruktiv zu bearbeiten, muss der ventrale Vagus aktiv sein.

Der ventrale Vagus ist aber nur dann aktiv, wenn du entspannt bist. Sobald das Nervensystem Gefahren wahrnimmt, ob real oder aus Traumafolgen entstanden, stuft es die Umgebung als »unsicher« ein und schaltet in den Überlebensmodus. Entspannung ist unter diesen Bedingungen nicht möglich, und du hast keinen Zugriff mehr auf das volle Spektrum deiner Fähigkeiten.

Es ist wichtig, die Kriterien zu kennen, nach denen die Neurozeption des Nervensystems funktioniert: Neurozeption erfolgt nicht nur auf der Grundlage objektiver Beobachtungen und neutraler Einschätzungen, sondern auch aufgrund deiner früheren Erfahrungen. So kann es sein, dass dein Nervensystem in einer bestimmten Situation mit Aktivierung reagiert, weil es Übereinstimmungen mit einer früheren Erfahrung erkennt, obwohl gar keine tatsächliche Gefahr besteht.

Im Überlebensmodus werden die Gehirnfunktionen heruntergefahren, und du bist nicht mehr in der Lage, klar zu denken, bewusst zu handeln oder konstruktive Gespräche zu führen. Unter Gefahr ist nur das schnellste System überlebensfähig, und das ist dein Nervensystem, nicht der präfrontale Cortex. Das Nervensystem reagiert unvorstellbar schnell, nämlich mit einer Geschwindigkeit von vier Milliarden Bits pro Sekunde, während der Verstand nur eine Reaktionsgeschwindigkeit von 2000 Bits pro Sekunde erreicht. Diejenigen Hirnareale und Körperfunktionen, die nicht zur Lebensrettung beitragen, werden im Alarmzustand heruntergefahren, um alle Kräfte auf die überlebenswichtigen Funktionen zu konzentrieren. Intellektuelle Leistungen sowie soziale und emotionale Fähigkeiten gehören nicht dazu und stehen dir bei Gefahr nicht mehr zur Verfügung.

NEUROZEPTION UND ÄUSSERE PROZESSE

Angenommen, du hättest im Alter von neun Jahren einen Fahrradunfall gehabt. Du wolltest einem auf dem Radweg liegenden Ast ausweichen, hast dabei das Gleichgewicht verloren und bist mit deinem Fahrrad gestürzt. Im Fallen hast du ein rotes Auto wahrgenommen, das auf der Straße an dir vorbeigefahren ist. Dein Nervensystem hat dann nicht nur deinen Sturz gespeichert, sondern auch das rote Auto mit dem Unfall verknüpft und als gefährlich eingestuft. Wenn du deinen Unfall nicht verarbeiten und integrieren kannst, ist es möglich, dass du dein Leben lang stark auf rote Autos reagierst.

Dein Verstand, der präfrontale Cortex, kann die schnellen Reaktionen deines Nervensystems oft nicht nachvollziehen und auch nicht interpretieren. Du weißt nicht, dass rote Autos ein Trigger für dich sind, und kannst nicht verstehen, warum du bei ihrem Anblick scheinbar unangemessen stark reagierst.

Du hast gute Gründe für alles, was du tust, und auch wenn eine Panikattacke aus heiterem Himmel oder eine Depression aus dem Nichts zu kommen scheint, ist das nicht so. Mit diesen Reaktionen will dich dein Körper nur vor einer ihm bekannten Gefahr schützen.

Je mehr du über deine autonomen Reaktionen Bescheid weißt, desto besser kannst du dich selbst wahrnehmen und erkennen, wann und worauf du reagierst. Nach und nach erkennst du immer mehr Zusammenhänge und kannst Verständnis und Mitgefühl für dich selbst entwickeln, statt dich für deine Reaktionen zu schämen oder zu verurteilen.

NEUROZEPTION UND INNERE PROZESSE

Auch innere Prozesse werden mittels der Neurozeption bewertet und gesteuert. Wenn du in deiner Prägezeit beispielsweise erlebt hast, dass deine Eltern nicht über Probleme sprechen und Konflikte nicht miteinander austragen, sondern sie ignorieren, »hinunterschlucken« oder sogar leugnen, um den Anschein von Harmonie zu erwecken, dann wird dies von deinem Nervensystem verschaltet. Es bewertet Schweigen dann als »sicher«, während Meinungsverschiedenheiten oder das Sprechen über Probleme als »gefährlich« eingestuft werden. Diese Bewertung trägst du unbewusst in alle deine späteren Beziehungen.

Du wirst Auseinandersetzungen scheuen, denn jeder offen kommunizierte Konflikt berührt dein früheres Erleben. Dein Nervensystem reagiert darauf automatisch und autonom mit Erinnerungen aus der Vergangenheit und stuft das Geschehen als gefährlich ein. Folglich wirst du versuchen, kontroverse Diskussionen zu vermeiden, deine eigenen Ansichten im Zweifelsfall nicht äußern und dich lieber der vorherrschenden Meinung anschließen, denn dieses Verhalten hat dein Nervensystem als »sicher« verschaltet. Das ist für dich völlig normal, und du bist davon überzeugt, dass Zurückhaltung eine deiner Charaktereigenschaften und Ausdruck deiner Persönlichkeit ist. In Wirklichkeit drängen dich starke Impulse deines Nervensystems zu diesem Verhalten. Dein Handeln ist dann die Folge von Verschaltungen in deinem Nervensystem und hat nichts mit deinem wahren Wesen zu tun.

Vielleicht wird dir im Lauf deines Berufslebens bewusst, dass deine zurückhaltende Art nicht immer nützlich und vorteilhaft für dich ist, weil sie deine Aufstiegsmöglichkeiten und Karrierechancen behindert. Vielleicht empfiehlt dir daraufhin eine Freundin oder ein Freund, dieses Thema doch einmal mit einem Businesscoach zu bearbeiten, der dir dann rät, dich deutlicher zu positionieren, deine Meinung zu sagen und dich gegenüber Kollegen und Chef »durchzusetzen«. Dein Verstand wird diese Empfehlung sehr gut finden, denn dir ist mental klar, dass du bei Beförderungen übergangen wirst und dein niedriges Gehalt nicht deiner hohen Arbeitsleistung entspricht. Aber dein Nervensystem sieht das ganz anders als dein Verstand, denn es hat das, was der Coach dir empfiehlt, ja als »gefährlich« verschaltet. In dem Moment, in dem du die Empfehlungen des Coachs umsetzen willst, wechselt dein Nervensystem in den Überlebensmodus und lässt nicht zu, dass du dich so positionierst, wie es empfohlen wurde, weil es aus seiner Sicht lebensgefährlich ist. Auf diese Weise unterbindet dein Nervensystem deine klarsten Einsichten und deine besten Vorsätze, wenn es sie als »gefährlich« verschaltet hat.

Wenn du nichts über Traumadynamik weißt, kannst du dein Verhalten nicht verstehen und bewertest deine Reaktionen als hoffnungslos. Zu deiner bereits bestehenden Problematik kommen

Selbstwerteinbrüche hinzu, die deine Zweifel an deinen Fähigkeiten und an dir selbst weiter verstärken.

Sobald du aber verstehst, dass deine wiederkehrenden Verhaltensmuster autonome Reaktionen deines Nervensystems sind, die dich schützen sollen, brauchst du dich nicht mehr unfähig, dumm oder minderwertig fühlen, sondern kannst begreifen, dass das, was so destruktiv erscheint, in Wirklichkeit eine sehr intelligente Anpassungsleistung ist. Auf diese Weise gelingt es dir nach und nach, aus der Selbstablehnung herauszufinden und ein neues, realistisches und freundlicheres Selbstbild zu entwickeln.

Kapitel 3

AUSWIRKUNGEN VON TRAUMA

Das Nervensystem eines Menschen mit Traumafolgen ist überwiegend im Überlebensmodus. In diesem Modus werden Insulin, Adrenalin, Noradrenalin und Cortisol ausgeschüttet, um den Körper mit maximaler Energie für Kampf oder Flucht zu versorgen. Kann das Adrenalin nicht körperlich abgebaut werden, da es nicht zu physischen Kampf- oder Fluchthandlungen kommt, heizt das im Körper angesammelte Adrenalin Entzündungskreisläufe an. Daraus können entzündliche Symptome entstehen, wie zum Beispiel bei Morbus Krohn, Colitis ulcerosa, Neurodermitis, Gastritis, oder sogenannte stille Entzündungen, die diagnostisch nicht eindeutig zu lokalisieren sind und sich unter anderem in Infektanfälligkeit, Kopf-, Muskel- und Gliederschmerzen, CFS (Chronisches Fatigue-Syndrom), multiplen Unverträglichkeiten oder Schilddrüsenproblemen äußern.

Leben im Überlebensmodus kann mit einem Auto verglichen werden, das ohne Unterbrechung mit Höchstgeschwindigkeit fährt. Es verbraucht viel Benzin, benötigt häufige Ölwechsel und hat ganz allgemein einen hohen Verschleiß. Ähnlich verbraucht der Überlebensmodus alle Kraft und Energie, die der Körper zur Verfügung hat. Das Überleben hat oberste Priorität, und dafür wird alles, was nicht dem unmittelbaren Überleben dient, heruntergefahren. Für Organversorgungen, Entgiftung, Verdauung, Hormonbalance oder intrazelluläre Prozesse bleibt kaum noch Energie übrig. Du kannst es dir so vorstellen, dass der Körper einen Funktionskreislauf nach dem anderen opfert, um den energieintensiven Überlebensmodus aufrechterhalten zu können. Der Körper schafft das, wird durch diese extreme Belastung aber immer schwächer und anfälliger. Der Überlebensmodus hat also nicht nur emotionale und psychische, sondern auch deutliche körperliche Folgen.

Ein nicht traumatisierter Mensch hat ein reguliertes Nervensystem. Das bedeutet, dass das Nervensystem je nach Bedarf zwischen allen autonomen Zuständen (Entspannung, Flucht, Kampf, Erstarren, Kollabieren) hin- und herschalten kann. Jeder dieser autonomen Zustände erfüllt eine biologische Funktion und ist überlebenswichtig.

Das dysregulierte Nervensystem eines traumatisierten Menschen ist dadurch gekennzeichnet, dass es überwiegend in einem einzigen Zustand, dem Überlebensmodus, festhängt. Dadurch kann es nicht mehr angemessen auf unterschiedliche Situationen reagieren, sondern sendet auch in einem objektiv friedlichen Umfeld ständig Gefahrensignale an das Gehirn.

In diesem Zusammenhang wird deutlich, dass Trauma und Traumafolgesymptome, wie zum Beispiel posttraumatische Belastungsstörung (PTBS), Depressionen, Burn-out, Borderline, Suizidalität, Phobien und bipolare Störungen, keine psychischen Krankheiten sind, sondern ein körperliches Problem. Eine Behandlung durch eine Psychotherapie wäre so, als würde man ein gebrochenes Bein mit einer Gesprächstherapie zu kurieren versuchen.

Ein dysreguliertes Nervensystem steht natürlich in Wechselwirkung mit der Psyche und hat negative Auswirkungen auf das emotionale und psychische Erleben. Die Ursache des Leidens ist jedoch nicht die Psyche, sondern der Körper mit einem dysregulierten Nervensystem und dem daraus resultierenden Körperzustand. Eine der wichtigsten Aussagen der Polyvagaltheorie lautet deshalb: Es ist der Zustand des Körpers, der bestimmt, wie man die Welt psychisch und emotional wahrnimmt.

VERÄNDERN GEDANKEN DEN KÖRPER?

Die Aussage der Polyvagaltheorie, dass der Körperzustand die Gedanken formt, steht im Widerspruch zu dem, was die spirituelle Szene lehrt – dass die Gedanken den Zustand des Körpers formen. Von spirituellen Lehrern hörst du dann, dass die Qualität deiner Gedanken darüber entscheidet, wie es deinem Körper geht und wie du die Welt psychisch und emotional wahrnimmst. Dementsprechend müsstest du also positiv denken, wenn du deinen Körperzustand verändern und verbessern möchtest.

Welche der beiden Aussagen ist nun richtig?

Immer, wenn wir von verschiedenen Seiten unterschiedliche Aussagen hören und entsprechend verwirrt sind, lohnt es sich, selbst zu recherchieren.

Wenn es stimmt, dass du nur positiv denken musst, damit es dir besser geht, dann ruf dir in Erinnerung, wie du dich das letzte Mal gefühlt hast, als du traurig, verzweifelt oder deprimiert warst. Hast du vielleicht versucht, dich mithilfe positiver Affirmationen in einen angenehmeren Zustand zu versetzen? Hat das funktioniert? Und wenn ja: Wie lange hat die Verbesserung angehalten?

Oder andersherum: Denk an eine Zeit, in der es dir richtig gut ging, in der du dich entspannt, ausgeschlafen und schmerzfrei gefühlt hast – sind dir da nicht ganz von selbst schöne und inspirierende Gedanken gekommen?

Die Polyvagaltheorie lehrt, dass die Qualität deiner Gedanken von der Qualität deines Körperzustandes abhängt, und das bedeutet: Im Körperzustand der Depression (Überlebensmodus) mit tiefen Gefühlen von Sinn- und Hoffnungslosigkeit ist es schlicht unmöglich, positiv zu denken. Das funktioniert höchstens und nur mit großer Anstrengung für genau die Zeit, in der du aktiv damit beschäftigt bist, einer geführten Meditation zu folgen, dich auf Affirmationen zu konzentrieren oder positive Gedanken zu visualisieren. Sobald deine Konzentration nachlässt oder du mit deinen Bemühungen aufhörst, kehrst du in die Realität deines Körpers und deines dysregulierten Nervensystems zurück, mit den damit verbundenen Gedanken der Hoffnungslosigkeit und Traurigkeit sowie den Sorgen, Ängsten und Zweifeln. Wenn es dir dagegen gut geht und du dich in deinem Körper wohlfühlst, musst du dich dann anstrengen, um angenehme Gedanken zu haben, oder kommen sie nicht ganz von selbst? Und wo sind in diesen Wohlfühlmomenten Sorgen, Ängste und Zweifel? Du wirst sie nicht fühlen, denn in angenehmen Körperzuständen ist es dir nicht möglich, unangenehme Gefühle und belastende Gedanken zu haben.

Inzwischen belegen viele Untersuchungen und Studien, dass der Zustand des Körpers darüber entscheidet, wie du dich selbst, andere Menschen und die Welt emotional wahrnimmst. Wenn du dich diesen Untersuchungsergebnissen öffnen kannst, musst du keine Kraft mehr darauf verwenden, positive Gedanken zu erzeugen, sondern kannst dich direkt deinem Körper zuwenden. Für eine Veränderung deiner Gedanken musst du an einer Veränderung deines Körpers arbeiten.

Der Vollständigkeit halber ist es mir wichtig, darauf hinzuweisen, dass die Aussagen der spirituellen Lehrer prinzipiell richtig sind. In unserer Gesellschaft können spirituelle Lehren und Praktiken jedoch nur sehr eingeschränkt als Modell für ein gutes Leben genutzt werden, denn sie funktionieren nur bei unbelasteten, nicht traumatisierten Menschen, die ein reguliertes Nervensystem haben. In vollständiger Entspannung kann es völlig mühelos gelingen, durch Gedankenkraft Materie zu bewegen, telepathisch zu kommunizieren und Körperzustände zu verändern. Doch solange dein Körper durch Traumafolgen in einer niedrigen Schwingung verharrt, kannst du nicht auf das ganze Spektrum deiner Möglichkeiten zugreifen.

Ausnahmslos alle Menschen, die in meine Praxis kommen, haben das Gefühl, nicht gut genug zu sein. Die feste Überzeugung von der eigenen Minderwertigkeit bezieht sich keineswegs nur auf bestimmte Bereiche oder Themen, sondern ist allumfassend. Das Gefühl der eigenen Unzulänglichkeit überschattet wirklich alle Lebensbereiche.

Das Gefühl der Minderwertigkeit geht Hand in Hand mit dem Gefühl der Scham. Scham ist eine der acht Grundemotionen, die jeder Mensch auf der ganzen Welt hat, und zwar unabhängig von Religion, Nationalität oder geografischen Gegebenheiten. Wenn wir Scham empfinden, hat sie die Aufgabe, uns zu einer Überprüfung unseres Verhaltens zu veranlassen. Mithilfe der Scham können wir feststellen, ob wir uns so verhalten, so reden und handeln, wie wir es für richtig halten und wie es unseren Vorstellungen und Werten entspricht.

Scham wirkt also regulierend auf unser Verhalten und ist eine wichtige und wertvolle Hilfe, um den eigenen Idealen und Prinzipien treu bleiben zu können. Schamgefühle lösen Stressreaktionen des Körpers aus, wie zum Beispiel erhöhten Puls, starkes Herzklopfen, Schweißausbrüche und Schwindel. Adrenalin, Noradrenalin und Cortisol werden ausgeschüttet, also die gleichen Hormone, die auch den Überlebensmodus antreiben. Diese Körperreaktionen weisen bereits darauf hin, dass Scham nicht als Dauerzustand, sondern als etwas Außergewöhnliches und Situatives gedacht ist.

Die Schamgefühle der Menschen, die sich nicht gut genug fühlen, haben aber nichts mit einer Irritation über ihr Verhalten zu tun. Diese Art von Scham bezieht sich auf ihr ganzes Sein. Es ist eine tief empfundene existenzielle Scham, die rund um die Uhr jeden Tag wirkt. Diese Scham ist in der Prägezeit entstanden, durch immer wiederkehrende demütigende, verletzende, erniedrigende

Erfahrungen und Aussagen wie beispielsweise: »Du bringst mich noch ins Grab«, »Es wäre besser, wenn du nicht da wärst«, »Sie haben dich im Krankenhaus weggeschmissen, und du bist die Nachgeburt« usw.

Erkennst du dich in diesen Beschreibungen wieder? Dann möchte ich dich eindringlich bitten, zu verstehen, wie dieses zersetzende Gefühl in dir zu wirken beginnen konnten. Du empfindest diese Art von Scham nicht, weil sie dir sagen will, dass du schuldig bist oder etwas falsch gemacht hast. Sie sagt auch nichts über dein mögliches Fehlverhalten aus – diese Art von Scham empfindest du aufgrund deiner verletzenden Erfahrungen mit deiner Herkunftsfamilie.

ICH BIN NICHT SO GUT WIE ANDERE

Die Überzeugung, schlechter als alle anderen zu sein, macht es sehr schwer, sich im öffentlichen Raum zu bewegen, etwas Neues zu wagen, mit anderen Menschen in Kontakt zu treten, sich um eine berufliche Beförderung zu bewerben oder sich für ein interessantes Seminar anzumelden. Bei jeder Herausforderung, bei jedem Gespräch, bei jedem Blick in den Spiegel können diese Menschen nur ihre Defizite wahrnehmen, und so verfestigt sich ihr negatives Selbstbild immer mehr.

Die permanenten und quälenden Selbstzweifel wirken sich auf alle Lebensbereiche aus. Im beruflichen Kontext erschweren Selbstzweifel die Karriere. In Beziehungen finden sich Menschen mit Selbstwertproblemen häufig in toxischen Partnerschaften wieder, und auch Freundschaften werden selten als gleichberechtigt erlebt, sondern können Elemente von Ausbeutung, Unterordnung und Hierarchiegefälle enthalten.

Die Fähigkeit zur Selbstfürsorge und Grenzen zu setzen ist in unserer komplexen, schnelllebigen und herausfordernden Welt eine wichtige Qualität, die Menschen mit Minderwertigkeitsgefühlen aber nicht zur Verfügung steht. Wer es gewohnt ist, zu funktionieren, die Ansprüche anderer zu erfüllen und seine Existenzberechtigung durch Leistung zu beweisen, kann sich selbst dann keine Pausen oder Regenerationszeiten gönnen, wenn er kurz vor dem Zusammenbruch steht.

Die Bewältigung des ganz gewöhnlichen Alltags ist für jeden Menschen mit geringem Selbstwertgefühl von Anstrengung, Stress und Verzicht geprägt. Beim Einkauf von Dingen des täglichen Bedarfs wird weniger auf Genuss, Geschmack, Nachhaltigkeit oder Qualität geachtet, sondern der möglichst niedrige Preis ist entscheidend. Im Restaurant wird weniger die linke Seite der Speisekarte studiert, wo die unterschiedlichen Gerichte beschrieben werden, sondern geprüft wird die rechte Seite, auf der die Preise stehen, um möglichst wenig Geld ausgeben zu müssen. Dieses Verhalten muss gar nicht mit den tatsächlichen finanziellen Möglichkeiten oder mit Geiz zusammenhängen, sondern ist Ausdruck der Überzeugung, dass minderwertige Menschen keinen Anspruch auf hohe Qualität haben: Für sie ist das Billigste gut genug.

Wer in der Kindheit keine oder nur wenig Freundlichkeit erfahren hat, ist nicht in der Lage, freundlich zu sich selbst zu sein. Der Religionsphilosoph Martin Buber hat den Satz geprägt: *»Der Mensch wird erst am Du zum Ich.«* Wer aber als Kind keine Bezugsperson hatte, die ihm Freundlichkeit entgegenbrachte, weiß nicht, wie es gehen kann, freundlich mit sich selbst zu sein.

Fehlende Selbstfreundlichkeit kann sich ganz unterschiedlich äußern. Sie kann sich auf äußere Dinge beziehen, wie Kleidung, Bettwäsche und Möbel, die nicht nach Kriterien des individuellen Geschmacks, sondern eher nach Funktionalität und Preis ausgewählt oder gar nicht erst gekauft werden, wenn sie nicht unbedingt nötig sind. Interessanterweise lässt sich dieses Verhalten rationalisieren und sogar zur Tugend erheben, zum Beispiel mit dem gesellschaftlich anerkannten Konzept des Minimalismus, der dann aber nicht Ausdruck eines Lifestyles und einer Ästhetik ist, sondern zu verbergen sucht, dass man sich der Fülle nicht wert ist.

Der harte und kalte Umgang mit sich selbst schließt aber auch emotionale Qualitäten ein, denn Lachen, Genießen und es sich einfach gut gehen lassen ist mit Selbstablehnung kaum möglich.

Menschen, die nicht freundlich zu sich selbst sein können, haben auch große Schwierigkeiten, ihre eigenen Grenzen zu definieren und zu schützen – und sie haben eine lautstarke Truppe von inneren Besserwissern, Kritikern und Richtern im Kopf, die alles, was sie tun oder nicht tun, kritisieren, lächerlich machen und verurteilen.

Wenn Menschen mit selbst ablehnendem Verhalten an einem Vorhaben oder Projekt scheitern, ertönt der Chor der vernichtenden inneren Stimmen, die die eigene Unfähigkeit bestätigen: »Ich habe es doch gewusst.« »Ich kann es nicht.« »Ich bin eben nicht gut genug.« Wenn ihnen etwas gelingt, können sie sich darüber kaum freuen und es nicht würdigen, sondern hören von ihren inneren Stimmen, dass sie einfach nur Glück gehabt haben.

IST DAS EGO BÖSE?

Die meisten Menschen, die in meine Praxis kommen, halten das Ego für etwas Schlechtes. Sie sind zutiefst überzeugt davon, dass das Ego sie zu eigennützigen und rücksichtslosen Reaktionen verleitet und dass sie es überwinden müssen, um heilen zu können.

Jeder Therapeut zieht aufgrund des Resonanzgesetzes bestimmte Klienten an, und deshalb spielt in meiner Arbeit Spiritualität eine große Rolle. Viele traumatisierte Menschen, mit denen ich arbeite, haben in der Spiritualität nach Heilung und innerem Frieden gesucht. Sie haben oft recht unklare Vorstellungen vom Ego, wollen es aber loswerden, weil sie es für etwas Böses halten.

In der spirituellen Literatur und in vielen Seminaren wird vermittelt, dass es das Ego ist, das Menschen davon abhält, glücklich zu werden. Das Ego wird durchweg als etwas beschrieben, das zu Gewalt, Rücksichtslosigkeit und Eigennutz führt und der Grund dafür ist, warum Menschen nicht friedlich und harmonisch zusammenleben können. Deshalb bemühen sich viele spirituell interessierte Menschen sehr darum, Wege zu finden, um ihr Ego zu überwinden und sich nicht von ihm beherrschen zu lassen. Das ist in der Traumatherapie deshalb problematisch, weil diese Bemühungen dazu führen können, dass sie eine Heilung verhindern. Deshalb ist es mir ein Anliegen, hier das Ego aus einer Perspektive zu beschreiben, die deutlich macht, dass das Ego etwas Unverzichtbares ist, das gebraucht wird, und es keinen Grund gibt, sich davor zu fürchten und es loswerden zu wollen.

In der spirituellen Sichtweise gilt es als falsch, Menschen und Dinge zu bewerten. Alles, was ist, hat einen Grund, und so lautet die Aufgabe, das, was sich uns zeigt, bedingungslos und urteilsfrei anzunehmen. Der Titel eines Buches von Byron Katie bringt dieses Ansinnen prägnant auf den Punkt: »*Lieben was ist*«. Nur durch bedingungslose Akzeptanz von allem, was uns entgegengebracht wird, kann es aus spiritueller Perspektive gelingen, die eigenen Fehler und Schwächen zu transformieren. Das bedeutet, dass auch das, was uns verletzt, hinzunehmen ist, weil wir darin wie in einem Spiegel unsere eigenen Fehler erkennen können.

Ein Beispiel mag das verdeutlichen: Eine meiner Klientinnen ist mit einem Mann verheiratet, der häufig Affären mit anderen Frauen hat. Die Erziehung des gemeinsamen Sohnes, alle täglichen Aufgaben wie Einkaufen, Putzen und Behördengänge hat er vollständig meiner Klientin übertragen und beschimpft sie, wenn sie irgendetwas vergisst oder an seinem Komfort etwas fehlt. Er verhält sich ihr gegenüber rücksichtslos, fordernd und übergriffig, und sie weiß vor Verzweiflung nicht ein noch aus. Sie ist völlig erschöpft und frustriert, glaubt aber, das alles ertragen zu müssen. Sie ist davon überzeugt, dass ihr Mann mit seinem respektlosen Verhalten eine wichtige Aufgabe erfüllt und dass sein Benehmen genau der Spiegel ist, der ihr ihre eigenen Fehler, ihre eigene Respektlosigkeit, Übergriffigkeit und Rücksichtslosigkeit vor Augen führt. Statt also ihrem Mann Grenzen zu setzen, sich zu schützen und für Veränderungen zu sorgen, empfindet sie seine Angriffe als berechtigt und sucht die Schuld bei sich selbst. Auf diese Weise kann keine Heilung geschehen, sondern es verfestigen sich traumatische und verletzende Strukturen.

Unser Leben auf der Erde ist kein Sein in unterschiedsloser immaterieller Einheit, sondern ein Leben in verschiedenster materieller Vielheit. Einheit und Vielheit folgen jeweils anderen Gesetzmäßigkeiten. Auf der Erde mit ihrer materiellen Vielheit geht es nicht um bedingungslose Akzeptanz, sondern um Wahl und Entscheidung. In diesem Sinne leben wir auf der Erde nicht in der absoluten Wahrheit Gottes, sondern in der relativen Wahrheit seiner Schöpfung. Darin gibt es Dualität und Polarität, zu jedem Begriff einen Gegenbegriff, und nichts ist vollständig gut oder vollständig schlecht, was durch das Symbol von Yin und Yang schön symbolisiert wird.

Die Fähigkeit zur Unterscheidung zwischen absoluter und relativer Ebene halte ich für sehr wichtig, denn da beide unterschiedlichen Gesetzen folgen, führt es zu Unklarheiten und Fehlern, wenn sie miteinander vermischt werden. Auf der relativen Ebene unserer Welt sind Unterscheidbarkeit, Wahl, Bewertung und Urteil keine Fehler, sondern eine Notwendigkeit. »Ego« kommt aus dem Lateinischen und heißt *»ich«*. Es ist das, was einen Menschen von einem anderen Menschen unterscheidet. Ohne Unterscheidung gäbe es keine Vielheit.

Ich hoffe, meine Ausführungen helfen dir zu erkennen, dass das Ego nicht böse ist und es keinen Sinn ergibt, es überwinden zu wollen. Es ist nicht egoistisch, wenn du dich vor Verletzungen schützt, deine Grenzen wahrnimmst und gut für dich sorgst. Du handelst nicht eigennützig, wenn du alles tust, was zu deiner Heilung führt, und wenn dir diese Gedanken fremd sind, mag dir diese kleine Definition von Egoismus unterstützend sein: Egoismus ist, wenn du auf Kosten anderer einen Vorteil erwirbst. Wenn du heilen willst, ist das nicht egoistisch, denn niemand kommt dabei zu Schaden. Im Gegenteil: Ein heiler Mensch ist ein Segen für jeden, der mit ihm zu tun hat.

Sehr erschwerend für die Traumaheilung ist auch das Konzept des Schmerzkörpers. Der Schmerzkörper wird als etwas beschrieben, in dem das Ego wohnt und sich dort von Leid, Schmerz und Hass ernährt. Wie ein Dämon, den jeder Mensch in sich trägt, verführt er zu Niedertracht, Grausamkeit und zum Bösen.

Das Bild des Schmerzkörpers bereitet vielen meiner Klienten große Angst. Eine Frau, mit der ich intensiv zusammenarbeite, ist aufgrund ihrer Traumatisierungen fest davon überzeugt, dass sie ein nichtsnutziger, böser und berechnender Mensch ist. Die Beschreibungen des Schmerzkörpers und damit des Bösen im eigenen Inneren haben ihre Befürchtungen bestätigt und sie so sehr verängstigt, dass sie sich nicht mehr im Spiegel ansehen konnte. Sie fürchtete, in Momenten, in denen sie schwach war und sich nicht unter Kontrolle hatte, nicht mehr ihr eigenes Gesicht, sondern eine dämonische Fratze zu sehen. Sie verhängte sogar den Badezimmerspiegel mit einem Tuch, um nicht versehentlich mit dem Bild des Monsters konfrontiert zu werden. Diese Reaktion ist sehr heftig, aber leider kein Einzelfall. Vergleichbare Ängste vor dem Feind, der im eigenen Inneren wohnt, ängstigen und lähmen auch viele andere meiner Klienten.

Auch ich selbst habe jahrelang unter der Vorstellung gelitten, wegen des Bösen in mir eine Gefahr für mich und andere zu sein und mir selbst nicht vertrauen zu können. Und wenn ich mir selbst nicht trauen kann, dann brauche ich jemanden, der mir sagt, was richtig und was falsch ist. An wen kann ich mich dann wenden? Wer sagt mir, wie ich mich verhalten soll? Welcher Instanz kann ich vertrauen? Diese Fragen führten mich in die gleiche Hilflosigkeit und Ohnmacht, die ich aus Kindertagen kannte – etwas Bösem ausgeliefert zu sein, ohne zu wissen, wie ich entkommen oder etwas daran ändern könnte.

EIN LEBEN OHNE SELBSTWERTGEFÜHL

Ich selbst hatte jahrzehntelang ein so geringes Selbstwertgefühl, dass es zu meinen unverzichtbaren Alltagsroutinen gehörte, für jede vorhersehbare Situation Strategien, Taktiken und Verhaltensweisen zu entwickeln, um zu verbergen, wie unfähig und wertlos ich eigentlich war. Ich konnte in der Öffentlichkeit nicht einmal unbefangen ein Glas Wasser trinken, weil ich davon überzeugt war, dass meine Art, zu trinken, verriet, wie plump und abstoßend ich war. Als ich einmal sah, wie eine selbstbewusste, hübsche und beliebte Arbeitskollegin ein Glas Wasser leicht und elegant zum Mund führte, beobachtete ich ihre Bewegungen sehr genau und kopierte sie in der Hoffnung, damit gesellschaftsfähiger zu werden.

Wenn ich etwas sagte oder tat, das bei anderen Menschen Zustimmung oder Wohlwollen auslöste, machte mich das leider nicht sicherer oder ließ meine Selbstzweifel schwinden. Stattdessen entstand in mir der Druck, das Bild einer Person aufrechtzuerhalten, die ich zwar vorgab zu sein, aber nicht war. Ich war davon überzeugt, dass ich nur durch meine Strategien und perfekt erlernten Rollen Zugehörigkeit erfahren konnte, und hatte schreckliche Angst, aufzufliegen. Denn wenn herauskäme, wie dumm, unfähig und schlecht ich in Wirklichkeit war, würden sich bestimmt alle entsetzt von mir abwenden.

In meiner ersten Beziehung war jede Begegnung mit dem Mann, in den ich verliebt war, äußerst stressbelastet. Es war mir nicht möglich, unbefangen und unvorbereitet in ein Gespräch oder einen Austausch mit meinem Freund zu gehen, weil ich die quälende Angst hatte, dass er das, was ich sagte oder dachte, nicht klug oder interessant genug finden und sich sofort von mir trennen würde. Um dies zu vermeiden, fertigte ich lange Listen möglicher Gesprächsinhalte an, die sorgfältig auf das abgestimmt waren, was wir am Vortag oder in früheren Gesprächen thematisiert hatten. Ich konnte mir nicht im Ansatz vorstellen, dass er mich »um meiner selbst willen« mochte.

Dieses Verhalten führte jedoch nicht zu mehr Entspannung, Verbundenheit oder Sicherheit. Meine Strategien funktionierten zwar, aber die zustimmenden und freundlichen Reaktionen meines Partners galten ja nicht mir, sondern nur der Rolle, die ich spielte, und den Masken, die ich trug. Er konnte gar nicht auf mich reagieren, denn wie sollte er mich sehen, wenn ich mich nicht zeigte? Ich konnte meine wahren Bedürfnisse nach Liebe, Verbindung und Zuneigung nicht ausdrücken, und so blieben sie unerfüllt.

Jahrzehntelange konventionelle Therapien konnten mir nicht helfen. Immer wieder wurde ich von den unterschiedlichsten Therapeuten aufgefordert, mir einzugestehen, dass die Wirklichkeit anders ist, als ich sie wahrnehme, dass ich in Ordnung und liebenswert bin und dass meine Ängste nicht die Realität abbilden. Ich wollte es gern glauben, aber es gelang mir nicht.

Heute weiß ich, dass es der Zustand meines Körpers war, der mich in Gefühle der Minderwertigkeit, Nutzlosigkeit und Selbstablehnung zwang. Meine Überzeugungen waren körperlich im autonomen Nervensystem verschaltet, aber das wusste ich damals nicht, und kein Therapeut hat es je erkannt. Erst als ich die Polyvagaltheorie kennenlernte und nach ihren Aussagen und Regeln zu arbeiten begann, konnten sich meine Leiden lösen.

WIE ENTSTEHT SELBSTABLEHNUNG?

Selbstablehnung und Minderwertigkeitsgefühle gehören zu den zermürbendsten Traumafolgen. Menschen, die Ignoranz, Vernachlässigung oder Ablehnung in ihrer Herkunftsfamilie erfahren haben, schlussfolgern daraus, sie seien nicht gut genug. Diese Überzeugung durchdringt und vergiftet alle Bereiche ihres Lebens. Oft geht sie mit aktiven Schuldgefühlen einher: Wenn etwas nicht so läuft, wie es sollte, oder wenn es Meinungsverschiedenheiten gibt, fühlen sich diese Menschen schuldig und denken, dass alles anders und besser gelaufen wäre, wenn sie selbst anders und besser gewesen wären.

Kein Mensch kommt mit dem Gefühl der eigenen Minderwertigkeit auf die Welt. Jedes Lebewesen hat die innere Gewissheit, gewollt, geliebt und unentbehrlich zu sein. Martin Buber hat es so formuliert: »*Mit jedem Menschen kommt etwas Neues in die Welt, das es noch nicht gegeben hat, etwas Erstes und Einziges.*« Ihm war bewusst, dass jeder Mensch eine ureigene Wahrheit in sich trägt, die nur er allein leben kann und zu deren Verwirklichung er auf die Welt gekommen ist.

Das Gefühl einer tiefen und unzweifelhaften Daseinsberechtigung kann einem Menschenkind jedoch im Laufe der Zeit verloren gehen, wenn es erfahren muss, dass es von seinen Eltern nicht bedingungslos und nicht um seiner selbst willen geliebt wird.

Die meisten Eltern können ihrem Kind nicht sagen: »Ich liebe dich, weil du so bist, wie du bist.« Sie begegnen ihrem Kind stattdessen mit der konditionierten Version von Liebe und lassen es ihre Erwartungen, Vorstellungen, Anforderungen und Wünsche wissen. Wenn das Kind den Erwartungen der Eltern nicht entsprechen und sie nicht erfüllen kann, erfährt es von seinen Eltern, dass es so, wie es ist, nicht richtig und nicht gut genug ist. Daraus entstehen, wachsen und verfestigen sich in den Jahren der Prägezeit Gefühle der Selbstablehnung, des Selbstzweifels und der Minderwertigkeit.

Leider gelingt es in unserer Gesellschaft nicht vielen Elternpaaren, ihr Kind liebevoll, staunend und ergebnisoffen in seiner Entwicklung zu begleiten. Nur wenige Ausnahmeeltern begreifen ihr Kind als Geschenk und können es frei von ihren eigenen Erwartungen, Wünschen und Ansprüchen begleiten. Sie brauchen es nicht in eine bestimmte Form zu erziehen, denn die bringt jedes Kind bereits mit. Diese Eltern sehen ihre Verantwortung und Aufgabe darin, ihr Kind zu schützen und ihm Raum zu geben, sich frei nach seinen Anlagen zu entwickeln, und dasjenige »herauszulieben«, was ihr Kind wesenseigen in sich trägt.

Die große Mehrheit aller Eltern hat jedoch bestimmte Vorstellungen davon, wie ihr Kind sein sollte, was Charakter, Eigenschaften, Ansichten, Einstellungen, Denk- und Verhaltensweisen betrifft. Erfüllt das Kind diese Erwartungen nicht, lassen die Eltern es ihre Enttäuschung, Sorge und Ablehnung spüren.

Der Neurobiologe und Hirnforscher Gerald Hüther nennt diese Art des menschlichen Miteinanders »Objekthaftigkeit«. Menschen machen andere Menschen immer dann zum Objekt, wenn sie sich nicht interessiert, respektvoll und zugewandt ihrem Wesen öffnen, sondern sie als nutzbare Ressource betrachten und von ihnen erwarten, dass sie den eigenen Vorstellungen und Erwartungen entsprechen.

Hüther beschreibt in vielen seiner Vorträge und Bücher das Drama jedes Kindes, das sich aufgrund der objekthaften Behandlung nicht als Subjekt wahrnehmen kann und in der Folge zu einem subalternen Erwachsenen heranwächst, der keinen Zugang mehr zu seiner Individualität findet, sondern sich stets einer Dominanz oder einer herrschenden Mehrheit unterwirft.

Für jedes Kind ist es Katastrophe, als Objekt fremder Erwartungen behandelt zu werden und nicht um seiner selbst willen geschätzt und geliebt zu werden. Um von den Eltern geliebt und akzeptiert zu werden, muss ein Kind oft sein eigenes Wesen verleugnen und schafft es womöglich trotzdem nicht, den Erwartungen der Eltern zu entsprechen. Unter diesen Bedingungen entstehen in jedem Menschen tief verwurzelte Gefühle der Minderwertigkeit und der Selbstablehnung, die ihn sein Leben lang begleiten.

SELBSTABLEHNUNG UND AUTOIMMUNERKRANKUNGEN

Die Folgen der Überzeugung, nicht gut genug zu sein, äußern sich auch sehr belastend auf der körperlichen Ebene. Dort zeigen sie sich im breiten Spektrum der Autoimmunreaktionen.

Autoimmunerkrankungen sind Fehlsteuerungen des Immunsystems. Dabei schützt das Immunsystem den Körper nicht vor Bedrohungen von außen, sondern hält körpereigene Strukturen für gefährlich und greift sie an. Daraus resultieren die unterschiedlichsten Krankheitsbilder, wie zum Beispiel Typ-1-Diabetes, Multiple Sklerose, Lichen ruber/sclerosus, Hashimoto-Thyreoiditis, Morbus Crohn, Colitis ulcerosa, Zöliakie, Morbus Bechterew, rheumatoide Arthritis und viele mehr.

Ärzte und Mediziner stehen diesem Phänomen mehr oder weniger rat- und hilflos gegenüber. Sie behandeln die Beschwerden symptomatisch mit immunsuppressiven Präparaten, die zwar die Angriffstätigkeit stoppen, aber eine unterdrückte Krankheitsabwehr zur Folge haben, was zu einer Reihe neuer Beschwerdebilder führt.

Wenn der Körper nicht mehr zwischen Freund und Feind unterscheiden kann, ist das eine beängstigende Situation. Sich gegen Angriffe von außen zu schützen, ist schon schwierig genug, kann aber durch Kampf, Flucht und das Aufsuchen sicherer Orte gelingen. Aber wohin fliehen, wenn man sein eigener Feind ist? Wie kann man sich vor sich selbst schützen? Aus diesem Dilemma gibt es keinen Ausweg und kein Entkommen. Deshalb gelten Autoimmunerkrankungen auch als unheilbar.

Auf der Basis der Polyvagaltheorie, dem Wissen um das autonome Nervensystem und der traumatherapeutischen Sichtweise lassen sich jedoch andere Aussagen treffen, die allen betroffenen Menschen Mut machen und Hoffnung schenken können.

Wenn ein Kind erleben muss, dass es die Liebe, Geborgenheit und Zuwendung seiner Eltern nicht etwa deshalb erhält, weil es so ist, wie es ist, sondern nur, wenn es deren Erwartungen und Anforderungen erfüllt, dann bedeutet das, dass es sein eigenes Wesen unterdrücken muss, um in Sicherheit zu sein. Das Kind muss sich gegen sich selbst richten, um überleben zu können. Genau das wird im autonomen Nervensystem gespeichert und verschaltet: *Sicher ist es nur, wenn ich gegen mich selbst bin und tue, was andere wollen, unsicher bis lebensgefährlich ist es, wenn ich meinen eigenen Bedürfnissen Ausdruck verleihe und ihnen folge.*

Wenn das eigene Wesen unterdrückt werden muss, hat das nicht nur psychisch-emotionale Folgen, sondern findet auch einen deutlichen körperlichen Ausdruck in den Autoimmunreaktionen. Das Kind – und später der Erwachsene – muss sich gegen sich selbst richten, um überleben zu können. Genau das kennzeichnet Autoimmunerkrankungen: Der Körper greift sich selbst an.

Um zu heilen und den Weg aus dieser Dynamik herauszufinden, muss erkannt werden, dass Gefühle der Minderwertigkeit und der Selbstablehnung kein göttliches Design und auch kein Geburtsfehler sind, sondern die Folgen von Bindungs- und Entwicklungstraumatisierungen. Selbstablehnendes und autoaggressives Verhalten ist in der Prägezeit entstanden und war zur damaligen Zeit sinnvoll und nützlich, weil es dein Überleben ermöglicht hat. Das belastende Gefühl der Selbstverleugnung drückt also nicht die Wahrheit über dich aus, sondern beschreibt deine Überlebensstrategie in einer traumatisierenden Kindheit.

Kapitel 4

WIE FUNKTIONIERT TRAUMAHEILUNG?

Traumaheilung ist zwar ein hochkomplexes und umfangreiches Feld, folgt aber einigen sehr genau definierten Regeln, die für das Heilungsgeschehen wichtig sind. Die Regeln gelten sowohl für Schock- als auch für Bindungs- und Entwicklungstraumatisierungen.

Das klingt in deinen Ohren vielleicht erst einmal befremdlich, denn wenn kein Mensch dem anderen gleicht, wenn jeder Mensch ein Unikat, und alles Erleben einzigartig und individuell ist – wie kann es dann Regeln geben, die für alle Menschen verbindlich sein sollen?

Natürlich sind Traumafolgesymptome sehr individuell und können sich bei jedem Menschen anders äußern, gleichzeitig gibt es aber auch einige Grundsätze in der Heilungsarbeit, die überindividuell und für alle Betroffenen gleich sind. So gilt zum Beispiel der Grundsatz, dass Heilung durch Integration und nicht durch Kompensation geschieht.

Schmerz, Leid und belastende Erlebnisse lassen sich nicht dadurch transformieren, indem du sie verdrängst oder dich von ihnen abzulenken versuchst, sondern dadurch, dass du ihre Existenz anerkennst und Kapazitäten erwirbst, die abgespaltenen und dissoziierten Anteile in deine Gesamtpersönlichkeit zu integrieren.

TRAUMAHEILUNG BRAUCHT ZEIT

Traumaheilung braucht keine Erinnerungen und kann auch dann stattfinden, wenn du die vergangenen Erlebnisse nicht kennst oder nicht genau rekonstruieren kannst. Es ist sogar sehr ungünstig und meist heilungsverzögernd, wenn du immer wieder an schlimme Erfahrungen und verletzende Erlebnisse denkst, dich damit beschäftigst und darüber sprichst. Dein Verstand findet das toll, denn durch wiederholtes Nachdenken und Erzählen lässt sich Vergangenes besser analysieren und verstehen. Aber für die Heilung sind häufige und lange Ausflüge in die Vergangenheit nicht zu empfehlen, denn dein Nervensystem macht keinen Unterschied, ob dir der Schmerz vor Jahrzehnten zugefügt wurde oder ob du ihn jetzt gerade, in diesem Moment, ganz aktuell erlebst und erleidest.

Das Nervensystem kann die Unterscheidung zwischen damals und heute deshalb nicht leisten, weil dein Rückerinnern ja nicht neutral, objektiv und emotionsfrei erfolgt. Jedes Mal, wenn du an schmerzhafte zurückliegende Erfahrungen denkst, sind deine Erinnerungen ja mit ganz bestimmten und belastenden Gefühlen verbunden, in die du dann wieder eintauchst. Du verbindest dich also erneut mit dem erlittenen Schmerz. Aufgrund deiner aktiven lebendigen Gefühle geht dein Nervensystem dann davon aus, dass dir all das Schreckliche, das du erlitten hast, jetzt gerade erneut widerfährt, und du retraumatisierst dich.

Um die Dynamik von Trauma möglichst genau zu verstehen, ist es sehr wichtig, zu wissen, dass Trauma nicht deshalb aktiv bleibt, weil vergangene Erfahrungen so schmerzlich oder lebensbedrohlich waren, dass sie einfach nicht überwunden werden können. Vielmehr ist Trauma deshalb aktiv und wirkt bis in jeder Situation deiner Gegenwart, weil dein Nervensystem, das im Überlebensmodus verharrt, dir in bestimmten Situationen Gefahr signalisiert und entsprechende Handlungsimpulse sendet, die dafür sorgen, dass du dich so verhältst, wie es deine frühen Überlebensstrategien als »sicher« verschaltet haben. Diese Dynamik führt dazu, dass die Erlebnisse der Vergangenheit permanent reinszeniert werden. Das zu verstehen, ist für das Heilungsgeschehen von größter Wichtigkeit. Denn jedes Trauma kann in dem Moment vorbei sein, in dem es nicht mehr reinszeniert werden muss.

Für Menschen mit einer jahrzehntelangen Traumabiografie ist das eine überaus gute und wichtige Botschaft. Denn sie beinhaltet, dass das, was sich über Jahrzehnte aufgebaut hat, nicht ebenso lange braucht, um wieder abgebaut zu werden. Heilsame Veränderungen können in jeder Situation beginnen, in der du dich anders als gewohnt verhältst, in der du also nicht mehr reinszenierst. Wenn du in der Lage bist, das wahrzunehmen, was gerade mit dir geschieht, und angemessen darauf zu reagieren, anstatt zu projizieren und aus deinen Verletzungen heraus zu handeln, wird das in kurzer Zeit eine enorme Veränderung deiner gesamten Situation mit sich bringen.

So theoretisch die Erkenntnis auch sein mag, dass es »nur« die ständigen Reinszenierungen sind, die deine Traumatisierungen frisch halten, so kann diese Einsicht doch ein Verständnis dafür schaffen, warum Traumaheilung in der Regel Zeit braucht.

Leider kannst du nicht per Willenskraft beschließen, dass du bestimmte Verhaltensweisen ändern möchtest, um nicht mehr reinszenieren zu müssen. Denn die Trigger, die deine Verhaltensweisen auslösen, werden in deinem Nervensystem autonom verarbeitet, ohne dass dein Verstand sie vorher auf ihre Sinnhaftigkeit überprüfen kann.

Um andere, heilsame Verhaltensweisen etablieren zu können, muss das, was dein Verstand erkannt hat, in ein körperliches Erfahrungswissen umgesetzt werden. Die Erkenntnisse müssen dir sozusagen bioverfügbar gemacht und vom Nervensystem entsprechend neu verschaltet werden. Dies erfordert ein Zusammenspiel verschiedener Faktoren, wie zum Beispiel bestimmte Situationen und bestimmte Menschen, um Szenarien zu schaffen, in denen du neue Erfahrungen machen kannst.

DIE GEFAHR DER REINSZENIERUNG

In der Traumaheilung ist der Grat sehr schmal zwischen mentalem Erinnern, inhaltlicher Aufarbeitung des Traumamaterials und der Gefahr der Retraumatisierung. Du kannst sicher sein, dass du keine mentalen Erinnerungen brauchst, um heilen zu können, denn dein Körper erinnert sich mit seinem impliziten Gedächtnis ohnehin an absolut alles, was dir je widerfahren ist. Natürlich ist es für deine persönliche Biografie wichtig, die Stationen deines Lebens mit allen Ereignissen nachvollziehen zu können, damit du das, was du erlebt hast, einordnen kannst. Aber du solltest auch wissen, dass Erzählen nicht zur Heilung führt und die Gefahr einer Retraumatisierung durch erzählte Inhalte sehr hoch ist. Verstandesmäßige Erkenntnisse sind ein erster und sehr wichtiger Schritt zur Heilung. Heilung muss aber dort stattfinden, wo die Verletzungen liegen: im Körper.

Traumaheilung kann ohne »Geschichte« und ohne Kenntnis biografischer, familiärer und anderer Zusammenhänge gelingen. Es müssen weder verletzende Erlebnisse erinnert oder nachempfunden noch mentalbiografische Kausalketten gebildet werden. Traumaheilung erfolgt nach völlig anderen Kriterien als zum Beispiel die Psycho- oder Verhaltenstherapie. Dort wird mit Konfrontation gearbeitet, die in der Traumatherapie unbedingt vermieden wird, und mit ausführlichem Erinnern, Reflektieren und Analysieren der zurückliegenden Erlebnisse und erlittenen Verletzungen, weil fälschlicherweise geglaubt wird, das trage zur Heilung bei.

Mit diesem Hintergrundwissen ist es leicht verständlich, dass Menschen manchmal über Jahrzehnte einmal wöchentlich bei ihrem tiefenpsychologischen Analytiker auf der Couch liegen, ohne dass sich ihre Situation dadurch wesentlich verbessert. Traumafolgen werden durch die Bewegung im mentalen Raum nicht geheilt, sondern im Gegenteil durch die ständige Beschäftigung mit den schmerzhaften Themen frisch gehalten.

Auch aus der Schmerzforschung ist durch verschiedene Untersuchungen und Studien bekannt, dass Patienten, die durch chronische Erkrankungen in ihrer Lebensqualität stark einschränkt sind, in einer Schmerztherapie sehr gute Unterstützung finden. Sie lernen dort einen anderen Umgang mit ihrer Krankheit und den Schmerzen.

Es ist verständlich, dass Menschen über ihr Leiden reden möchten. Doch jedes Mal, wenn wir über unsere Schmerzen sprechen, senden spezielle Rezeptoren diese Informationen an das Rückenmark, wo sie verarbeitet und an das Gehirn weitergeleitet werden. Im Gehirn werden sie dann als weitere Verletzung interpretiert, was das Schmerzempfinden verstärkt.

Schmerzpatienten lernen diese Zusammenhänge kennen und werden angeleitet, ihren Beschwerden möglichst wenig Aufmerksamkeit zu schenken. Ihnen wird in der Therapie zum Beispiel »verboten«, mit ihren Ehepartnern, Freunden oder Verwandten ausdauernd über ihre Krankheit und ihre Schmerzen zu sprechen. Sie werden aufgefordert, andere und zuträglichere Themen zu finden und ins gemeinsame Gespräch zu nehmen oder gemeinsame Aktivitäten zu gestalten. Dadurch wird das Schmerzzentrum im Gehirn nicht ständig aktiviert, was zu einer faktischen Verbesserung ihres Zustandes führt.

Das gleiche Prinzip gilt auch für den Umgang mit Traumata, denn durch die häufige Beschäftigung mit schmerzhaften Erlebnissen werden alte Wunden immer wieder aufgerissen.

TRIGGER VERMEIDEN

Eine weitere verbindliche Regel besagt, dass Trigger möglichst vermieden werden müssen. Der Begriff »Trigger« stammt aus der Elektrotechnik und bezeichnet einen Impuls, der einen bestimmten Prozess unaufhaltsam in Gang setzt. Genauso funktioniert ein Trigger in deinem Nervensystem: Etwas triggert dich, und die daraus resultierenden Reaktionen sind nicht mehr zu stoppen – du hast sie nicht mehr unter Kontrolle. Deshalb ist es wichtig, dass du Situationen, in denen du getriggert wirst, möglichst vermeidest. Dazu ist es wichtig, dass du lernst, was deine Trigger sind. Nur wenn du deine Auslösereize kennst, kannst du sie umgehen. Dafür ist die Beschäftigung mit dem Stresstoleranzfenster sehr hilfreich, weil du dadurch lernst, deine Reaktionen sehr aufmerksam wahrzunehmen und Konsequenzen daraus zu ziehen.

Ebenso wichtig ist für alle Betroffenen, sich grundlegende Kenntnisse über das autonome Nervensystem und seine verschiedenen Zustände anzueignen. Je besser du lernst, dich selbst in biologischen Zusammenhängen mit den entsprechenden Körperreaktionen wahrzunehmen, desto leichter fällt es dir, die jeweiligen Zustände deines Nervensystems zu erkennen, zu benennen und mit ihnen umzugehen. Dadurch fühlst du dich den autonomen Reaktionen weniger hilflos ausgeliefert und weißt, was du tun kannst, um diese Zustände zu verändern. Das Gefühl und die Tatsache, Einfluss auf die eigenen Prozesse nehmen zu können, stärkt das Gefühl der Selbstwirksamkeit.

DIE FRAGE NACH DEM SINN

Sowohl nach meiner persönlichen Erfahrung als auch nach meinen Beobachtungen als Therapeutin kann die Integration von Trauma und damit die Heilung umso leichter und besser gelingen, wenn in der Therapie auch Raum ist, die großen Fragen des Lebens zu betrachten.

Menschen, die leiden, haben das dringende Bedürfnis, den Sinn ihres Leidens zu erkennen und zu verstehen. Fast immer sind Traumaopfer von tiefen Schuldgefühlen getrieben und grübeln über so quälende Fragen wie diesen nach:

Worin besteht meine Schuld? Ist mein jetziges Leiden auf schlechte Taten (womöglich in früheren Leben) zurückzuführen? Holt mich schlechtes Karma ein? Hätte ich mein Unglück verhindern können, wenn ich mich anders verhalten hätte? Warum passiert ausgerechnet mir so etwas Schreckliches? Meine Nachbarin ist viel oberflächlicher als ich und noch dazu unfreundlich – warum hat sie nicht solche Probleme?

Darf es mir gut gehen, obwohl meine Mutter mich nur mit vielen Entbehrungen großziehen konnte?

Wie kann ich mir ein glückliches Leben gestatten, wenn ich beim Einkaufen die Obdachlosen in der Passage sehe und der größte Teil der Menschheit keinen Zugang zu Wasser und Nahrung hat? Darf ich gesund sein, wenn die Welt um mich herum in Trümmern liegt? Ist es möglich, angesichts der schrecklichen Grausamkeiten in der Welt nicht zu leiden?

Und haben die Existenzphilosophen, zu denen auch Sören Kierkegaard gehört, nicht recht, wenn sie sagen, dass Depression die einzig angemessene Reaktion auf den Zustand der Welt ist? So, wie auch die biblischen Seligpreisungen die Trauernden besingen und ihnen Trost zusprechen. Ist der Weg zum Himmel wirklich mit Leid gepflastert?

All diese Fragen müssen Raum finden, gewürdigt, betrachtet und befriedet werden, denn unbeantwortet wirken sie wie Schmirgelpapier, das innerlich wund reibt und die Heilung verhindern kann.

DER NUTZEN VON GLAUBENSMODELLEN

Vielleicht kennst du diese und ähnliche Fragen aus eigener Erfahrung und spürst, dass sie im Ringen um die Wahrheit große Bedeutung und Berechtigung haben. Ich betrachte sie auch keineswegs als einen ablenkenden philosophischen Exkurs, der mit dem eigentlichen Therapiegeschehen nichts zu tun hat. Im Gegenteil: Ich sehe in der Beschäftigung mit solchen Sinnfragen einen äußerst nützlichen und pragmatischen Aspekt. Sinnfragen und Alltagsbewältigung sind ja nicht voneinander zu trennen. Du musst dich jeden Tag zwischen sehr vielen Optionen entscheiden: wie du dich ernährst, welche Kleidung du trägst, welche Bücher du liest, welche Filme du schaust, mit welchen Menschen du dich umgeben möchtest und wie du auf die Schlagzeilen der Zeitungen oder die Berichte im öffentlich-rechtlichen Fernsehen reagieren sollst.

Aber wie kannst du Entscheidungen treffen, mit denen du dich *wohlfühlst*? Wie triffst du die *richtige* Entscheidung?

Um dich überhaupt für oder gegen etwas entscheiden zu können, bedarf es einer bewussten inneren Haltung. Das bezieht sich sowohl auf die innere Haltung zu dir selbst als auch auf das, was im Außen geschieht. In eine wohlwollende und freundliche innere Haltung zu sich selbst zu finden, ist ein wesentlicher Bestandteil der Traumatherapie, denn traumatisierte Menschen haben aufgrund verletzender Bindungserfahrungen und durch die Aufnahme fremder Anschauungen ins eigene Ich (Introjektion) eine ablehnende bis feindliche Haltung sich selbst gegenüber. Das Wissen darüber, wie deine Selbstablehnung und dein negatives Selbstbild entstanden sind, hilft dir, diese Einstellung behutsam zu verändern. Je besser du verstehst, dass dein negatives Selbstbild nicht der Wahrheit entspricht, sondern aus dem entstanden ist, was dir deine Bezugspersonen über dich erzählt haben, desto leichter kann es dir nach und nach fallen, deine Überzeugungen über dich selbst nicht mehr als unumstößliche Tatsachen hinzunehmen, sondern sie mit Interesse zu hinterfragen.

Aber auch für einen immer klareren Blick auf dein Umfeld und die Welt brauchst du eine innere Haltung. Sie bildet sich auf der Grundlage von deinen ethischen, moralischen und weltanschaulichen Leitbildern und daraus abgeleiteten Orientierungssystemen, ohne die eine Entscheidungsfindung nicht möglich ist.

Ein Beispiel mag dies verdeutlichen: Wenn du nicht viel Geld hast, aber dringend etwas zum Anziehen brauchst, hast du mehrere Möglichkeiten. Du kannst zum Beispiel in den Billigladen einer Discounterkette gehen. Wenn du dort einkaufst, akzeptierst du die Ausbeutung von Menschen in der sogenannten Dritten Welt, nimmst Gifte in den Textilien in Kauf und erklärst dich mit Kinderarbeit einverstanden, denn nur so sind die niedrigen Preise möglich. Deine Entscheidung für diesen Laden hängt nicht unbedingt von deiner knappen Kasse ab, sondern setzt ein bestimmtes Menschen- und Weltbild voraus.

Du kannst stattdessen auch in ein Sozialkaufhaus, auf den Flohmarkt oder in einen Secondhandladen gehen. Auch hier musst du nicht viel Geld ausgeben, und auch diese Entscheidung beruht auf einer inneren Haltung, in der Faktoren wie Fairness, Menschenwürde und Ethik eine Rolle spielen. Vielleicht lebst du bewusst minimalistisch, hast wenig Besitz und kannst es dir deshalb leisten, beim Kauf von neuen Dingen mehr Geld zu investieren, um auf Nachhaltigkeit, Ressourcenschonung und faire Handelsbedingungen zu achten. Du siehst also, dass selbst der scheinbar banale Kauf eines Kleidungsstücks von Philosophie, Ethik und Weltanschauungsmodellen durchdrungen ist.

Alles, was du tust, hat eine Bedeutung. Jede deiner Handlungen hat eine Wirkung. Nichts, was du tust, bleibt ohne Folgen, und nichts existiert unabhängig von etwas anderem. Die Buddhisten nennen dies *Interdependenz* und beschreiben mit diesem Begriff die wechselseitige Abhängigkeit auf allen Ebenen, ohne die jedes Leben und jede Manifestation unmöglich wäre. Um ein Leben zu führen, an dem du dich erfreuen kannst und in dem du dich wohlfühlst, ist die Suche nach deiner eigenen persönlichen Wahrheit von großer Bedeutung, gerade in Bezug auf Trauma, Traumafolgen und den damit verbundenen Glaubenssätzen. In diesem Zusammenhang finde ich die Aussagen der Quantenphysik sehr hilfreich. Denn die Quantenmechanik beweist zweifelsfrei und sehr eindrucksvoll, dass der Beobachter nicht vom Beobachteten getrennt werden kann, denn das Beobachtete verändert sich mit dem Beobachter. Es gibt also keine einzige und allgemeingültige Wahrheit, die für alle Menschen verbindlich ist.

Fühl dich deshalb eingeladen und ermutigt, dir ein Welt- und Glaubensbild zu kreieren, das dir einen Maßstab bietet, um alle Fragen deines Lebens anhand deiner persönlichen Wertvorstellungen beantworten zu können. Ein solches Welt- und Glaubensmodell gibt dir Sicherheit und Orientierung für deine Entscheidungen und ermöglicht dir eine sichere Navigation, ohne dass du auf die Meinung einer Mehrheit zurückgreifen musst.

Mittlerweile weißt du, dass Traumaheilung in der Regel lange dauert und dass Heilungs- und Integrationsprozesse Zeit brauchen. Das liegt vor allem daran, dass du traumatische Erfahrungen nicht ungeschehen machen kannst. Sie lassen sich nicht einfach »wegwischen«, sondern gehören zu dir und deinem Leben. Aufgrund deiner traumatischen Erfahrungen hast du Anpassungs- und Überlebensstrategien entwickelt, die in der Folge dein Verhalten bestimmt haben. Durch die ständige Wiederholung bestimmter Verhaltensweisen haben sich starke neuronale Netzwerke gebildet, die mittlerweile Teil deiner Persönlichkeit geworden sind. Es kann daher ungewohnt und äußerst schwierig sein, dich anders zu verhalten und anders zu reagieren, als es dir bekannt, vertraut und eingeübt ist.

Traumaheilung ist auch deshalb als Prozess zu verstehen, weil du erst mit zunehmender Regulation deines Nervensystems und der damit verbundenen größeren Entspannung neue neuronale Netzwerke auf- und ausbauen kannst.

Grundsätzlich ist das Nervensystem neuroplastisch, das heißt, dass es bis an dein Lebensende entwicklungs- und ausbaufähig ist. Um neue Verschaltungen und neue neuronale Netzwerke bilden zu können, bedarf es aber bestimmter Voraussetzungen. Dazu gehört zum Beispiel deine bewusste Präsenz im Hier und Jetzt, und die entsteht nur, wenn du dich in einem Zustand entspannter Aufmerksamkeit befindest. Denn nur in der Entspannung hast du die hirnorganische Kapazität, das, was du gerade erlebst, so bewusst wahrzunehmen, dass du es integrieren und neuronal verschalten kannst. Bist du hingegen im Überlebensmodus und damit im Gegenteil zur Entspannung, kannst du nichts integrieren, sondern musst projizieren. In der Projektion kannst du nichts Neues wahrnehmen und verschalten, sondern du wirst von deinem Nervensystem in die vorhandene, gut ausgebaute Infrastruktur deiner eingeübten und trainierten Handlungs- und Reaktionsmodelle gezwungen. Jedes Mal, wenn du im Überlebensmodus an deinem Verstand vorbeiagierst, bestätigst und verfestigst du also vorhandene neuronale Netze und die daraus resultierenden Reaktionen.

Deine bindungs- und entwicklungstraumatischen Erfahrungen hast du in der Vergangenheit gemacht und sie damals im Nervensystem verschaltet. Sie liegen also auf dem Zeitstrahl weit hinter dir. Und doch beeinflussen dich diese Erlebnisse bis heute, denn Trauma bedeutet unter anderem, dass die von dir erlebte Vergangenheit dein Leben bis heute bestimmt. Die Schriftstellerin Christa Wolf formuliert das sehr treffend in den ersten beiden Sätzen ihres Buches »Kindheitsmuster«: *»Das Vergangene ist nicht tot. Es ist nicht einmal vergangen.«*

Mit den Erlebnissen deiner traumatisierenden Vergangenheit verbunden zu sein, bedeutet, dass du heutige Situationen und Menschen nicht frisch, unbefangen und neutral wahrnehmen kannst. Vielmehr wird alles, was dir jetzt gerade begegnet, von deinem Nervensystem danach beurteilt, ob es Ähnlichkeiten mit früher hat und ob du es damals als »sicher« oder als »gefährlich« erlebt hast. Du beurteilst also unbewusst alles, was dir heute begegnet, vor dem Hintergrund deiner früheren Erfahrungen. Das bedeutet, du projizierst. Projektion bedeutet die Übertragung deiner inneren Vorgänge auf die Außenwelt. Stellt dein Nervensystem in der aktuellen Situation Übereinstimmungen mit früher fest, schaltet es automatisch in den Überlebensmodus, weil es das, was gerade passiert, für gefährlich hält.

Dein Nervensystem hat jede einzelne deiner früheren Erfahrungen abgespeichert und im impliziten Gedächtnis abgelegt. Es erinnert sich sehr genau an den Verlauf bestimmter Situationen und zwingt dich in ähnlichen Konstellationen zu den Handlungen, die du in deiner Prägezeit als Überlebensstrategien ausgebildet hast, weil sie deinem Schutz dienten.

Dein Nervensystem ist auch heute noch davon überzeugt, dass du am besten für deine Sicherheit sorgen kannst, wenn du dich so wie früher verhältst und genau das tust, was im Kontext deiner Prägezeit sinnvoll und sicher war. Dass dein Nervensystem an dieser überholten Überzeugung festhält, liegt daran, dass alle Nervenenden miteinander verbunden waren, als du ungefähr 15 Jahre alt warst. Aus Sicht deines Nervensystems warst du damit »fertig« und für jede Begegnung, jede Situation und jedes Vorkommnis mit entsprechenden Handlungs- und Reaktionsmöglichkeiten ausgestattet.

Dass sich dein äußerer Kontext mit dem Verlassen des Elternhauses verändert hat, weiß zwar dein Verstand, aber dein Nervensystem weiß es noch nicht. Deshalb fährt es die gleichen Programme wie zu deiner Prägezeit, aber heute leisten dir diese autonomen Schutzreaktionen meist keine sicheren und guten Dienste mehr, sondern wirken sich hinderlich und blockierend auf deine weitere Entwicklung aus.

ERFOLGREICHE TRAUMAARBEIT

Trotz des komplexen Zusammenspiels der verschiedenen Ebenen können in der Traumaheilung schnell sichtbare Fortschritte erzielt werden, denn eine gute, sanfte, effektive und nachhaltige Traumaarbeit unterliegt genau definierten, präzisen Regeln.

Eine davon besagt, dass es keine allgemeingültigen Regeln gibt, die für jeden Menschen gleichermaßen gelten. Jeder Mensch ist einzigartig. Es gibt keine zwei Menschen, die gleich sind, weshalb jeder Mensch unterschiedlich auf Tools, Rezepte, Techniken und Methoden reagieren kann.

Die Bedeutung der Individualität im Heilungsgeschehen lässt sich am Beispiel der sogenannten Quadratatmung erläutern. Bei dieser Atemtechnik sind die Phasen des Ein- und Ausatmens sowie die Atempausen dazwischen gleich lang. In der Literatur wird diese Atemtechnik empfohlen und übereinstimmend als entspannend beschrieben, führt aber bei vielen Menschen zu großem Stress. Das bedeutet nicht, dass die Technik schlecht ist, sondern hat damit zu tun, dass Atemmuster bei traumatischen Ereignissen eine große Rolle spielen können. Wenn eine Atemtechnik dieses frühere Geschehen triggert, tritt keine Entspannung, sondern das Gegenteil ein, und das Nervensystem schaltet sofort in den Überlebensmodus.

Deshalb können auch zahlreiche und viel beworbene Methoden, die Veränderungen oder sogar Heilung innerhalb kürzester Zeit in Aussicht stellen, nicht funktionieren, wenn Trauma im Hintergrund wirkt.

Diese Methoden ignorieren zum einen den Faktor Zeit, der für die Integration von Trauma wichtig ist, und pressen zum anderen jeden Menschen in den gleichen Prozess mit dem gleichen Ablauf nach den gleichen Regeln, ohne auf seine Individualität einzugehen.

In der Traumaheilung kommt es aber darauf an, der Einzigartigkeit jedes Menschen mit seiner persönlichen Biografie und Geschichte Raum zu geben.

Eine weitere wichtige Rolle im Heilungsgeschehen spielt die Beziehung zwischen Klient und Therapeut. Wenn ein Klient den Therapeuten nicht mag, ihn unsympathisch findet und ablehnt, kann eine Therapie nicht gelingen. Der amerikanische Traumatherapeut Dan Siegel hat dafür einprägsame Worte gefunden: *»Therapie ist eine Liebesbeziehung auf Zeit ohne Sexualität.«*

In einer gelingenden Therapie bilden Werte wie Sicherheit, Verlässlichkeit, Verbundenheit, Wohlwollen und Zuwendung den menschlichen Rahmen, in dem sich das Therapiegeschehen individuell entwickeln kann.

Vielleicht fragst du dich, warum eine Sympathie zwischen Klient und Therapeut von so großer Bedeutung sein soll. Menschen, die verletzende Bindungserfahrungen gemacht haben, halten, daraus resultierend, andere Menschen für gefährlich. Wenn der Therapeut aber für gefährlich gehalten wird, kann eine Therapie unmöglich erfolgreich sein. Wenn der Therapeut dir hingegen angenehm ist, du ihn als zugewandt, einfühlsam, kompetent und unterstützend wahrnehmen kannst, hat eure Verbindung eine ganz eigene Qualität, die dir guttut, dich motiviert und dir Kraft schenkt.

Du musst also nicht befürchten, dass du im Rahmen einer Traumatherapie Angst aushalten musst oder jahrelang durch ein Tal der Tränen und des Jammers geführt wirst. Es wird sicher belastende und auch schmerzhafte Momente geben sowie Phasen, die dich sehr anstrengen werden. Diese sind aber viel leichter zu ertragen, wenn du gleichzeitig merkst, dass du Fortschritte machst, dass sich deine Situation positiv verändert und du dich zunehmend stabiler fühlst.

Aus neurobiologischer Sicht besteht das Ziel jeder Traumatherapie in der Fähigkeit zur Selbstregulation. Dafür muss das Nervensystem aus dem Überlebensmodus befreit werden, in dem es seit Jahren oder Jahrzehnten festhängt, denn nur mit einem regulierten, frei schwingenden Nervensystem bist du in der Lage, angemessen auf alle Herausforderungen deines Lebens zu reagieren und nicht mehr automatisch in einen Rückbezugs- und Projektionsmodus zu fallen.

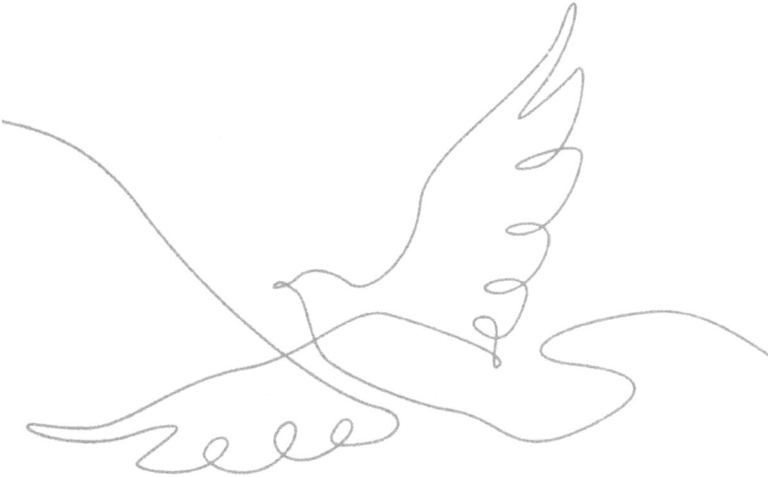

TEIL 2

Selbsthilfe bei Trauma

Im ersten Teil des Buches hast du viel theoretisches Hintergrundwissen über das komplexe Thema Trauma erworben. Nun gilt es, das theoretische Wissen in die Praxis umzusetzen. Deine theoretischen Kenntnisse von Trauma kannst du im zweiten Teil des Buches zum Erfahrungswissen erweitern. Hier findest du neben weiterführenden Informationen auch traumasensible Techniken, Methoden und vor allem die unverzichtbare Körperübung des neurogenen Zitterns.

Im Praxisteil findest du viele konkrete Hinweise, die du direkt umsetzen kannst. Dadurch gewinnst du ein besseres Bewusstsein für dich selbst und entwickelst ein genaueres Gespür für deine eigenen Bedürfnisse. Das hilft dir, positive Alltagsroutinen zu entwickeln und zu etablieren, die deinen Heilungsprozess unterstützen.

Kapitel 5

TRAUMA DURCH KÖRPERARBEIT LÖSEN

Erkenntnisse, Analysen, kognitives Verständnis und mentale Aufarbeitung können keine Traumatisierungen lösen. Zwar tragen diese Verstandesleistungen sehr zur Nachvollziehbarkeit deiner Situation bei, können diese aber nicht positiv verändern. Im Gegenteil: Die wiederholte und häufige inhaltliche Beschäftigung mit schmerzhaften Erlebnissen und erlittenen Verletzungen, wie dies in der Psychoanalyse und Gesprächstherapie, beim Familienstellen oder bei der spirituellen Praxis des Durchfühlens geschieht, kann das Heilungsgeschehen verzögern oder blockieren.

Natürlich ist es wichtig, die eigene Situation immer besser einordnen zu lernen und in eine Nachvollziehbarkeit zu bringen, aber das, was verändert werden muss, ist der Zustand des Körpers, nicht die Inhalte der Gedanken.

Eine der wichtigsten Aussagen der Polyvagaltheorie lautet: »*Es ist der Zustand deines Körpers, der darüber entscheidet, wie du die Welt emotional und psychisch wahrnimmst.*« Wer zum Beispiel unter Depressionen leidet und positiv denken soll, ist biologisch-körperlich gar nicht in der Lage, positive Gedanken zu denken. Denn auch die Depression ist ein Traumafolgesymptom und demzufolge ein Körperzustand, für den ein dysreguliertes Nervensystem im Überlebensmodus verantwortlich zeichnet. Der Körperzustand der Depression erzeugt Gedanken und Gefühle von Sinnlosigkeit, Leere, Dunkelheit, Ausweglosigkeit und Lebensmüdigkeit. Wenn du die Qualität dieser Gedanken verändern möchtest, musst du die Qualität deines Körperzustandes verändern. Das gelingt nicht, indem du an eine schöne Situation denkst, zum Beispiel an einen besonders angenehmen Urlaub, einen entspannten Abend mit Freunden oder die Begegnung mit deiner großen Liebe, sondern nur, indem du dein Nervensystem aus dem Überlebensmodus führst.

Um dich glücklich, optimistisch, kraftvoll, leicht und zuversichtlich fühlen zu können, musst du entspannt sein. Nur dann ist der ventrale Vagus aktiv, den du für solche Gefühle brauchst.

Mit einem regulierten Nervensystem ist es *unmöglich*, depressiv, hoffnungslos und verzweifelt zu sein. Mit einem dysregulierten Nervensystem hingegen ist es *unmöglich*, optimistisch, positiv denkend und zuversichtlich zu sein. Der Zustand deines Körpers entscheidet also über die Beschaffenheit deiner Gefühle und deiner Gedanken.

Trauma ist ein Körperzustand, weshalb der Körper im Mittelpunkt aller therapeutischen Bemühungen stehen muss.

Kapitel 6

NEUROGENES ZITTERN – EIN GESCHENK DER NATUR

Das neurogene Zittern ist keine Technik und auch keine Methode, sondern ein Selbstheilungsreflex des autonomen Nervensystems. Alle Säugetiere haben diesen Reflex, und so auch der Mensch, der aufgrund seiner biologischen Struktur ebenfalls ein Säuger ist.

Dass du den Selbstheilungsreflex des Zitterns in der Traumaheilung nutzen kannst, kannst du dann nachvollziehen, wenn du verstehst, dass Trauma nichts Psychisches, sondern ein Körperzustand ist. Dennoch wird Menschen, die Traumafolgen tragen, eine *Psycho*therapie verschrieben und *Psycho*pharmaka verordnet.

Sehr erhellend in diesem Zusammenhang finde ich einen kleinen Ausflug in die Etymologie, also in die Wissenschaft von der Herkunft der Wörter und ihrer Bedeutung. Das Wort *Psyche* kommt aus dem Altgriechischen und bedeutet »Hauch, Seele«. Psyche und Seele sind also nichts voneinander Verschiedenes, sondern ein und dasselbe. Das ist deshalb so wichtig, weil aus diesem Tatbestand die Frage erwächst, wie etwas Immaterielles und Feinstoffliches wie die Psyche/Seele krank werden könnte. Es macht nicht nur für die Therapie, sondern auch für dein Selbstbild einen großen Unterschied, ob du als psychisch krank befundet und mit allen entsprechenden Vorurteilen belegt wirst oder ob es sich bei dir um eine körperliche Symptomatik handelt.

Das neurogene Zittern birgt keine Risiken, denn es wirkt als Selbstheilungskraft, die immer in eine Verbesserung des Befindens führt. Sie lässt sich von jedem Menschen, in jedem Alter und in jeder körperlichen Verfassung regulierend und heilend einsetzen. Auch Menschen, die bettlägerig sind, können mit dem neurogenen Zittern arbeiten. Ebenso, wie es dir ganz selbstverständlich ist, dass eine Schnittwunde ohne dein Zutun heilt, sofern du sie dabei nicht störst, kannst du darauf vertrauen, dass auch das neurogene Zittern heilend wirkt.

Der Selbstheilungsreflex des neurogenen Zitterns ist für das Herausheilen aus Traumafolgen perfekt geeignet. Der Körper setzt diesen Reflex automatisch immer dann frei, wenn eine gefährliche oder lebensbedrohliche Situation überstanden wurde. Der Sinn dieses Zitterns besteht darin, einen erlebten Schock so schnell wie möglich wieder aus dem System zu entfernen, um es nicht damit zu belasten.

Vielleicht hast du schon einmal in einem Tierfilm gesehen, wie ein Löwe versucht, eine Gazelle zu reißen. Manchmal ist die Gazelle schneller, und es gelingt ihr, dem Löwen zu entkommen. Sobald sie in Sicherheit ist, fängt sie an zu zittern. Das Zittern dient dazu, den Stress des Hetzerlebens aus ihrem Körper zu entlassen. Hätte sie nicht gezittert, könnte sie ihr Leben nicht mehr bewältigen. Sie könnte aus Angst vor dem Löwen nicht mehr ihren Kopf zum Trinken senken, würde nicht zum Fressen stehen bleiben können und fände keinen Schlaf mehr, weil sie der Überzeugung wäre, dass der Löwe sie immer noch bedroht. Sie würde nach wenigen Tagen sterben, obwohl der Löwe gar nicht mehr da ist. Durch das neurogene Zittern aber kann ihr Körper sich von der Todesangst befreien, und die Gazelle kann ihr Leben so weiterführen wie vor der Hetzjagd.

Auch wir Menschen zittern automatisch, nachdem etwas Gefährliches gut ausgegangen ist. Ein Beispiel dafür sind frisch operierte Patienten. Sie beginnen heftig und am ganzen Leib zu zittern, sobald sie nach der Operation im Aufwachraum wieder zu sich kommen. Da das medizinische Fachpersonal meist leider nichts von diesem heilenden Reflex weiß, injizieren sie üblicherweise ein Beruhigungsmittel, damit das Zittern aufhört. Das soll dem Wohl des Patienten dienen, aber das Gegenteil ist der Fall: Der Körper muss den Schock, den er während der Narkose und der Operation erlitt, halten.

Um zu verstehen, warum operative Eingriffe den Überlebensmodus aktivieren, hilft es, die Vorgänge aus Sicht des Nervensystems zu betrachten. Das autonome Nervensystem ist der älteste Teil unseres Gehirns und 500 Millionen Jahre alt. Zu dieser Zeit der evolutionären Entwicklung gab es noch keine Stahltische, auf die man sich legte, um sich mit scharfen Messern und spitzen Scheren behandeln zu lassen. Deshalb sieht das Nervensystem in jeder Operation eine lebensbedrohliche Attacke.

Der präfrontale Cortex, auch Stirnhirn oder Verstand genannt, ist der jüngste und am weitesten entwickelte Teil des Gehirns. Hier entsteht das, was wir Identität nennen, mit ihm analysieren und entwerfen wir Visionen von der Zukunft und komplexe Handlungspläne. Dank der Fähigkeiten deines Verstandes weißt du, dass ein operativer Eingriff sinnvoll und vielleicht sogar lebensrettend ist. Das autonome Nervensystem hingegen weiß das nicht und aktiviert angesichts der Gefahr den Überlebensmodus. Wenn nun der Patient im Aufwachraum zu sich kommt und realisiert, dass er noch lebt, gibt das autonome Nervensystem den Zitterreflex frei, um den Schock durch die Narkose und den Eingriff loszuwerden. Würde man diese Selbstheilungskraft ihre Arbeit tun lassen und das Zittern nicht durch die Gabe von Beruhigungsmitteln unterbinden, müsste der Körper kein weiteres Trauma verarbeiten und der Genesungsprozess könnte schneller voranschreiten.

Bei manchen Menschen tritt das Zittern auch in kontroversen Diskussionen, anstrengenden Meetings oder Auseinandersetzungen mit ihren Liebsten auf. Auch hier lässt sich das Bemühen des

Körpers erkennen, den Stress, der durch diese Ereignisse entsteht, möglichst schnell abzubauen.

Da die meisten Menschen diesen Selbstheilungsreflex nicht kennen, macht er ihnen meist Angst. Sie fürchten, zu all ihren Beschwerden nun auch noch Parkinson auszubilden oder Epileptiker zu werden. Umso wichtiger finde ich es, dass das Wissen um die Funktionskreisläufe des autonomen Nervensystems möglichst viele Menschen erreicht. Denn alles, was wir verstehen, kann sich zu einem Sinn formen, und wenn wir Sinnzusammenhänge herstellen können, wirkt sich das positiv auf unser Empfinden von Kontrolle und Sicherheit aus. Was wir nicht verstehen, kann uns Angst machen, weil wir es weder einordnen noch kontrollieren können. In solchen Situationen fühlen wir uns nicht sicher, und da Sicherheit die Voraussetzung für das Überleben ist, bringt fehlende Sicherheit unser Nervensystem in den Überlebensmodus.

VERSCHIEDENE ARTEN DES ZITTERNS

Der Begriff »neurogenes Zittern« kann etwas irreführend sein, denn Zittern muss nicht bedeuten, dass es zu regelmäßigen Muskelkontraktionen kommt wie etwa beim Kältezittern, sondern das Zittern kann in seiner Intensität stark variieren. So gibt es ein äußerlich kaum sichtbares Zittern, das sich wie ein feines inneres Kribbeln anfühlt, und ein Zittern mit heftigeren Ausschlägen, wobei durchaus auch mal ein Arm oder Bein in die Höhe schnellen kann. Dieses Phänomen tritt auch manchmal kurz vor dem Einschlafen auf. Wenn man gerade gemütlich am Einschlummern ist, geht plötzlich ein heftiger Ruck durch den ganzen Körper. Das ist ein Versuch des Körpers, gehaltene Energie loszuwerden.

Wie sehr der Körper heilen und sich vom Stress befreien will, lässt sich auch am nächtlichen Bruxismus (Zähneknirschen) beobachten. Diese sich Nacht für Nacht wiederholende Aktivität des Anspannens und Verschiebens der Kiefer hat nichts mit Aggression oder Selbstverletzung zu tun, sondern ist ebenfalls ein Versuch des Körpers, die gehaltene Trauma-Energie abgeben zu können. Die Schulmedizin kann bis heute keine Ursache für dieses Knirschen finden und hat außer dem Verordnen von Aufbissschienen auch keine Therapie anzubieten. Mit dem Wissen der Funktionskreise des autonomen Nervensystems lässt sich der Hintergrund des Zähneknirschens aber sehr leicht dem Überlebensmodus zuordnen, und bei regelmäßiger Praxis des neurogenen Zitterns wird sich auch dieses Symptom vermindern und schließlich überflüssig werden können.

ALTER STRESS UND NEUER STRESS

Der neuronale Stress, in dem das autonome Nervensystem durch frühe Traumatisierungen feststeckt, ist alt. Er belastet dein Nervensystem seit vielen Jahren. Aber sehr wahrscheinlich bist du auch neuem Stress ausgesetzt, zum Beispiel wenn du in einem ungünstigen Umfeld lebst, unangenehme Post bekommst, in einen Streit gerätst oder eine schlechte Nachricht erhältst. Dieser neue und tagesaktuelle Stress legt sich als zusätzliche Belastung auf den bereits vorhandenen Stress.

Das neurogene Zittern entlädt sowohl neuen und aktuellen Stress aus dem Körper, kann aber auch den Stress abbauen, der über Jahre oder Jahrzehnte durch Bindungs- und Entwicklungstraumatisierungen im Körper gespeichert ist. Das Zittern funktioniert hierarchisch, das heißt, zuerst wird der neue und aktuelle Stress abgegeben, und erst dann können die »Altlasten« dein System verlassen. Um den alten Stress abzubauen, muss das Zittern provoziert werden, denn weil diese Erlebnisse lange zurückliegen, bietet der Körper es nicht mehr von selbst an.

Das Zittern ist wie deine Verdauung eine autonome Funktion. Es ist nicht möglich, autonome Funktionskreise willentlich zu beeinflussen. Wenn du etwas Verdorbenes oder Schwerverdauliches gegessen hast, dann wünschst du dir vielleicht Durchfall, um die belastende Nahrung schnell wieder loszuwerden. Aber wenn du deinen Darm reinigen möchtest, musst du Bittersalz trinken oder Rizinusöl schlucken. Erst dann kommt der erwünschte Durchfall.

Auch das neurogene Zittern kannst du nicht durch deinen Willen auslösen, sondern brauchst einen Auslösereiz, um die gewünschte Wirkung herbeizuführen. Dieser Auslösereiz ist ein Überlastungszittern. Dazu bringst du deinen Körper in eine Position, in der ein Überlastungszittern auftritt. Vielleicht hast du mal Gewichtheber beobachtet: Ihre Arme zittern wegen des gewaltigen Gewichts, das sie stemmen. Diese Art von Zittern ist ein Überlastungszittern. Überlastungszittern kann die Brücke zum neurogenen Zittern bilden.

Im Anhang des Buches findest du den Link zu einem Video von mir, mit dem du das neurogene Zittern sehr einfach auslösen kannst, ebenso einen Link zur TRE-Gesellschaft Deutschland. Dort kannst du dich über weitere biologische und wissenschaftliche Fakten informieren, sodass du immer besser verstehen kannst, wie und warum das neurogene Zittern funktioniert.

Bestandsaufnahme

Bevor du mit deiner Zitterpraxis beginnst, kann es sinnvoll sein, eine Art »Inventur« zu machen und eine »Bestandsaufnahme« deines aktuellen Zustandes vorzunehmen. Eine entsprechende Vorlage, die du mit deinen individuellen Themen ergänzen kannst, findest du im Anhang des Buches. Bitte erfasse alle Beschwerden und Symptome so präzise wie möglich auf einer Skala von 1 (schwach) bis 10 (sehr stark).

Das Ausfüllen der Liste kann deshalb so interessant sein, weil eintretende Verbesserungen ein prozesshaftes Geschehen sind, das du vielleicht gar nicht gleich bemerkst. Das liegt daran, dass das Gehirn evolutionsbiologisch darauf programmiert ist, Schmerzen wahrzunehmen und Gefahren zu erkennen. Wenn sich etwas verbessert, die Gefahr also abnimmt, macht das Gehirn keine Meldung mehr, weil ja nun alles in Ordnung ist.

Das ist sinnvoll, macht es aber schwierig, Heilungsfortschritte zu erkennen und zu würdigen. Wenn du aber die ausgefüllte Liste nach einigen Wochen des Zitterns wieder zur Hand nimmst, kannst du zu ziemlich genau sehen, in welchem Maße Veränderungen und Verbesserungen eingetreten sind. Das ist sehr motivierend, weil du erkennst, dass es vorangeht.

Wann beginnt das Zittern zu wirken?

Das neurogene Zittern wirkt vom ersten Moment an. Mit jedem Zittern, sei es auch noch so kurz oder schwach, verlassen stressbesetzte Verschaltungen deinen Körper. Allerdings wirst du einsetzende Veränderungen nicht sofort bemerken. Die meisten meiner Klienten berichten, dass sie erst nach ungefähr acht bis zwölf Wochen deutliche Veränderungen und Besserungen wahrnehmen können. Das hängt damit zusammen, dass sich im Laufe deiner Prägezeit Millionen von Verschaltungen gebildet haben. Wenn du mit jedem Zittern schätzungsweise 2500 lösen kannst, ist das zwar eine beachtliche Zahl, fällt aber angesichts der Millionen kaum auf.

Eine nützliche Analogie hierzu kann die Wintersonnenwende am 21. Dezember sein. Ab diesem Tag wird es nachweislich Tag für Tag etwas länger hell. Allerdings zeigt der Blick aus dem Fenster am 22., 23., 24. und 25. Dezember die gleiche Schwärze wie am 21. Dezember. Auch Anfang Januar scheint es noch nicht länger hell zu sein. Dass die Tage tatsächlich wieder länger werden, merkst du erst etwa Anfang Februar. So lange hat es gedauert, bis die Veränderung der Lichtverhältnisse für deine Sinne wahrnehmbar wurde.

Mit dem neurogenen Zittern ist es ähnlich. Die Wirkung beginnt sofort und mit dem ersten Zittern, aber ein »Wow-Effekt« tritt meistens erst später ein.

Wie oft soll ich zittern?

Als grundsätzliche Regel möchte ich dir das Zittern zweimal täglich für jeweils maximal zehn Minuten empfehlen. Stell dir gern einen Timer, damit du nicht ständig auf die Uhr schauen musst.

Das mag ein wenig paradox klingen, weil du doch gerade erfahren hast, dass möglichst viele Verschaltungen herausfliegen müssen, damit dein Nervensystem aus dem Überlebensmodus herauskommen kann. Es stimmt auch, dass die Quantität eine wichtige Rolle spielt, gleichzeitig ist es aber nicht ratsam, zu viel auf einmal herauszuzittern, weil es dich überfordern könnte.

Ein kleines Beispiel kann das verdeutlichen: Stell dir vor, du hast in deinem Garten eine Trockenmauer und nimmst an einer beliebigen Stelle einen Stein heraus. Du wirst sehen, dass sich die ganze Mauer daraufhin etwas zurechtruckelt, um eine neue Balance und Festigkeit zu finden. Wenn du ihr diese Zeit nicht gibst und unverdrossen weitere Steine herausnimmst, hast du bald keine Mauer mehr, sondern lose Steine, die auf den Boden purzeln.

So ähnlich ist es mit deinem Nervensystem. Die herausgezitterten Verschaltungen »fehlen« physisch in deinem Nervensystem, und deshalb braucht es nun etwas Zeit, um eine neue Stabilität und Balance finden zu können. Wenn du das nicht berücksichtigst, besteht die Gefahr, dass du dich überanstrengst. Es kann sein, dass dir schwindelig wird, dass du leichte Übelkeit verspürst, einen Druck auf dem Solarplexus wahrnimmst oder Kopfschmerzen bekommst. All das soll nicht sein. Das Zittern fühlt sich nämlich sehr gut an, sehr befreiend und entspannend. Sobald es sich nicht mehr gut anfühlt, solltest du einen oder mehrere Tage Pause machen, damit sich dein System stabilisieren kann.

Menschen machen mit dem Zittern sehr unterschiedliche Erfahrungen. Die einen zittern nur einmal am Tag, andere acht- oder neunmal. Bitte finde einen Rhythmus, der zu dir passt, und passe die Häufigkeit des Zitterns auch deinen unterschiedlichen Tagesverfassungen an.

Körperliche Auswirkungen des Zitterns

Durch regelmäßiges Zittern reguliert sich dein Nervensystem nach und nach aus dem Überlebensmodus herunter. Mit jedem Zittern können stressbesetzte Verschaltungen dein System verlassen. Dein Körper wird sich durch das neurogene Zittern allmählich heilsam verändern, weil der permanente Hormoncocktail aus Adrenalin,

Noradrenalin und Cortisol, der den Überlebensmodus speist, mit der Zeit abnimmt. Dadurch verringert sich unter anderem die permanente Adrenalinflutung deines Systems, was entspannend und entzündungshemmend wirkt. Denn Adrenalin, das nicht durch physische Flucht- oder Kampfhandlungen abgebaut werden kann, speist einen chronischen Entzündungskreislauf, der zu offenen oder stillen Entzündungen führt, zum Beispiel bei Neuropathie, Fibromyalgie und Rheuma. Auch die weitverbreitete Nebenniereninsuffizienz kann ausheilen, weil die Nebennieren nur im Überlebensmodus ständig neues Cortisol produzieren müssen. Wird der Überlebensmodus nach und nach abgebaut, ist das nicht mehr nötig.

Wenn dein Körper nicht mehr alle Energie für das Aufrechterhalten des Überlebensmodus verwenden muss, hat er wieder Kraft für die dringend notwendige Organversorgung, endokrinologische und andere Funktionskreisläufe, für Verdauung, Entgiftung und intrazelluläre Prozesse. So erhalten nach und nach die unterversorgten Körperregionen wieder Energie, um eine gute Organversorgung zu gewährleisten, und auch unterbrochene Regenerationsprozesse können wieder ablaufen.

Muss ich das Zittern gedanklich begleiten?

Musst du dich auf das Zittern konzentrieren? Und kannst du darüber entscheiden, welche Themen und Inhalte dein System zuerst verlassen sollen?

Das Zittern ist ein autonomer Selbstheilungsreflex. Du kannst ihn weder willentlich auslösen noch darüber bestimmen, welche Verschaltungen zuerst dein System verlassen sollen. Das wäre ungefähr so, als würdest du einen Gemüseeintopf verspeisen und dann wollen, dass zuerst die Erbsen, dann die Möhren, dann die Tomaten und zum Schluss die Kartoffeln verdaut werden. Ebenso wenig, wie die Verdauung einer Gemüsemahlzeit deiner Kontrolle unterliegt, kannst du entscheiden, von welchen Verschaltungen und damit verbundenen Themen du dich zuerst trennen möchtest.

Da du auf autonomes Geschehen mit deinen Gedanken ohnedies keinerlei Einfluss nehmen kannst, spricht nichts dagegen, während des Zitterns Musik zu hören, die du magst und die dich in gute Stimmung versetzt. Du kannst dir auch ein Hörbuch oder einen Vortrag anhören. Das fördert deine Entspannung und damit dein Zittern.

Je entspannter du bist, desto besser kannst du zittern. Wenn du nur schwer ins Zittern kommst, aber unbedingt zittern willst, dann bist du nicht mehr entspannt. Immer, wenn du etwas unbedingt willst, aktivierst du dein sympathisches Nervensystem, was unter anderem dazu führt, dass sich deine Muskeln zusammenziehen. Wenn deine Muskeln aber angespannt sind, können sie nicht zittern. Um zu zittern, brauchst du den Parasympathikus, und den aktivierst du, indem du nichts willst, nichts forcierst und deshalb entspannt bist.

KANN DAS ZITTERN RETRAUMATISIEREN?

Ganz besonders wichtig ist die Tatsache, dass das Zittern absolut »sicher« ist. Weder wird Traumamaterial hochgespült, noch wirst du mit Bildern überschwemmt, die dich ängstigen und die du nie wieder betrachten wolltest, und auch schlimme Situationen durchlebst du nicht erneut.

Der amerikanische Forscher und Therapeut David Berceli hat den Selbstheilungsreflex des neurogenen Zitterns sorgfältig studiert, beobachtet, erforscht und mit vielen Probanden in die Praxis umgesetzt. Besonders berührend und überzeugend finde ich seine Arbeit mit schwer traumatisierten Vietnam-Veteranen, die unter massiven posttraumatischen Belastungsstörungen litten und eher dahinvegetierten, als Lebensqualität zu empfinden. Viele waren suizidgefährdet, und alle standen unter schweren Medikamenten. Sämtliche psychotherapeutischen Maßnahmen hatten ihnen keinerlei Verbesserung oder Erleichterung gebracht.

David Berceli versammelte einige dieser Soldaten in großen Turnhallen, platzierte sie auf Matten und zeigte ihnen, wie sie das neurogene Zittern auslösen können. Und dann lagen bis zu 70 Männer auf dem Boden der Halle und zitterten in unterschiedlicher Intensität. Kein Einziger von ihnen erlitt einen Flashback, wurde von Bildserien heimgesucht, weinte oder schrie.

Du kannst also fest darauf vertrauen, dass das neurogene Zittern dein Nervensystem ohne unerwünschte Nebenwirkungen allmählich aus dem Überlebensmodus herausführt und dir damit ein Leben ermöglicht, das du in dieser Qualität noch nicht kennenlernen konntest.

EMOTIONALE UND PSYCHISCHE AUSWIRKUNGEN DES NEUROGENEN ZITTERNS

Das, was Menschen, die Traumafolgen tragen, von sich selbst kennen, sind ihre Überlebensstrategien und ihre Anpassungsleistungen. Das interpretieren sie verständlicherweise als ihr wahres Wesen. Gefühle von Leere und Sinnlosigkeit sind ihnen zutiefst vertraut, sie fühlen sich fremd in sich selbst, fremd in der Welt und würden sich gar nicht wundern, wenn sie erführen, dass sie nur aus Versehen auf der Erde und in diesem Leben gelandet sind.

Fallbeispiel: Julia

Als die 32-jährige Julia in meine Praxis kam, war sie nach langen Krankschreibungen von ihrem öffentlichen Arbeitgeber vorzeitig berentet worden. Sie hatte beeinträchtigende körperliche Schmerzen, fühlte sich als Versagerin, litt unter schweren Depressionen, hielt sich für nutzlos und dachte oft daran, ihrem Leben ein Ende zu setzen.

Ihr Ehemann machte keinen Hehl daraus, dass er sie für eine Versagerin hielt und sich selbst in allen Lebenslagen für überragend. Er war meist gereizt, neigte zu Jähzorn und begründete seine schlechte Laune mit ihrer angeblichen Dummheit. Er hatte einige Affären und gab sich wenig Mühe, seine Seitensprünge zu verbergen. Julia beschwerte sich kaum, denn sie sah sein Verhalten als Beweis ihrer eigenen Minderwertigkeit. Auch der gemeinsame Sohn verhielt sich Julia gegenüber fordernd und respektlos, was er von seinem Vater gelernt hatte.

Julia besuchte regelmäßig ihre Eltern, die in der Nähe wohnten, obwohl sie von Vater und Mutter stets mit Kritik und Vorwürfen überzogen wurde, denn in ihren Augen machte Julia einfach nichts richtig. Wenn sie diese Besuche überstanden hatte, fühlte Julia sich noch schlechter.

Als Julia in meine Praxis kam, brachte sie kaum ein Wort heraus. Sie konnte ihre Sätze nicht beenden, ihr Körper war angespannt, sie hielt ihre Hände verkrampft im Schoß und hatte Angst, etwas Falsches zu sagen und mich zu verärgern. Sie gab zu, dass sie kaum Hoffnung hatte, dass sich an ihrem Zustand und ihrer Situation etwas ändern ließe. Nach und nach stellte sich heraus, dass Julia überhaupt nicht wusste, was sie gern mag, was ihr gefiel, was sie gern tat oder womit sie sich gern beschäftigen wollte. Weder wusste sie, an welcher Kleidung sie Freude hatte, noch wagte sie es, Geld für ihre persönlichen Bedürfnisse auszugeben.

Sie war ausschließlich darauf fokussiert, das, was andere Menschen von ihr wollten, zu erfüllen. Dass diese anderen Menschen sich nicht für ihre Mühe und ihren Einsatz bedankten, tat ihr weh, aber sie war es gewohnt.

Als Julia zu verstehen begann, dass ihre Eltern sie in ihrer Kindheit bindungs- und entwicklungstraumatisiert hatten und dass dies der Grund für ihren schlechten Zustand war, begann sie mit dem neurogenen Zittern.

Zuerst hatte sie Angst davor, weil sie befürchtete, die Kontrolle zu verlieren und mit schrecklichen Situationen aus ihrer Vergangenheit konfrontiert zu werden. Ich konnte sie beruhigen und ihr erklären, dass das Zittern eine reine Körperarbeit ist, die kein Traumamaterial freisetzt. Ich zeigte ihr auch, dass sie das Zittern jederzeit durch Aufstehen und Herumgehen beenden könnte, sie also nichts ausgesetzt war, was sie nicht kontrollieren konnte.

Sehr schnell begannen sich Veränderungen bei Julia zu zeigen, die sie selbst allerdings gar nicht als positiv wahrnehmen konnte, sondern als Verschlechterung interpretierte. Ihr wurde nämlich bewusst, dass sie keine Ahnung hatte, ob und welche Talente sie hatte. Sie erkannte, dass es nichts gab, womit sie sich gern beschäftigen würde, was sie interessierte oder das ihr Freude bereitete. Das erschütterte sie, denn sie nahm es zunächst als weiteren Beweis ihrer Nutzlosigkeit.

Tatsächlich ist diese Einsicht aber ein deutliches Heilungszeichen. Denn Menschen, die sich gezwungen fühlen, alles zu tun, was andere ihnen sagen, und sich um die Wünsche und Bedürfnisse anderer Menschen kümmern, können dies nur leisten, indem sie ihre eigenen Wünsche und Bedürfnisse tief vergraben. Sie haben ja auch gar keine Möglichkeit, um herauszufinden, was ihnen selbst gefallen könnte, weil sie ihre gesamte Kraft brauchen, anderen zu gefallen.

Im Laufe der Therapie und durch das neurogene Zittern kam Julia immer mehr zu sich selbst und erkannte die Prägungen und Konditionierungen, die sie in ein bestimmtes Verhalten gezwungen hatten, und begann, ihr Leben radikal und mit überraschender Geschwindigkeit zu verändern.

Sie trennte sich von ihrem Mann und beauftragte einen Anwalt mit der Klärung der Unterhaltsfrage. Sie schränkte den Kontakt zu ihren Eltern drastisch ein, und als diese sie mit wüsten Beschimpfungen überzogen und umzustimmen versuchten, bot sie ihnen als Alternative einen kompletten Kontaktabbruch an.

Sie begann, verschiedene Kurse, Seminare und Workshops zu besuchen, um herauszufinden, was sie interessierte. Mithilfe der Traumasensiblen Kommunikation näherte sie sich vorsichtig neuen Menschen an, weil sie verstanden hatte, dass Bindungstraumatisierungen nicht von allein heilen können. Wunden, die im Bindungskontext entstanden sind, brauchen zwingend und unverhandelbar neue Bindungen, um zu heilen.

Heute ist Julia kaum wiederzuerkennen. Nach der Scheidung ist sie in eine andere Stadt gezogen. Sie knüpft Freundschaften, hat ein Fernstudium begonnen, das ihr neue berufliche Möglichkeiten eröffnen wird, hat Freude am künstlerisch-kreativen Gestalten und ist voller Staunen, dass ihr Leben eine solche Wendung nehmen konnte.

Am Beispiel von Julia lässt sich gut erkennen, dass Gefühle von Lebensmüdigkeit, Selbstabwertung, Selbsthass und Hoffnungslosigkeit klare Traumafolgen sind. Julias Empfindungen entsprangen nicht ihrem wahren Wesen, obwohl sie genau das glaubte. Ohne das Wissen um Trauma war es Julia bis zu unserer Begegnung nicht möglich, ihre Reaktionen, Empfindungen und Verhaltensweisen als Traumafolgesymptome zu erkennen und sich selbst dadurch in einem anderen Licht zu sehen.

WENN DAS NEUROGENE ZITTERN NICHT FUNKTIONIERT

Bei manchen Menschen setzt das Zittern nicht gleich ein. Das ist normal, denn der Körper befindet sich ja seit Jahren im Überlebensmodus. In diesem Zustand gibt der Körper das Zittern nicht frei. Das wäre biologisch auch nicht sinnvoll, denn während des Zitterns ist man entspannt, könnte also nicht fliehen oder kämpfen, was aus Sicht des autonomen Nervensystems tödlich wäre. Gezittert wird immer erst dann, wenn Sicherheit herrscht.

Wenn es auch bei dir so sein sollte, dass du nur schwer oder gar nicht ins Zittern kommst, dann experimentiere bitte ein wenig mit »Sicherheitsvorkehrungen«. Du kannst zum Beispiel die Tür zu dem Raum, in dem du üben willst, abschließen. Du kannst zusätzlich die Lehne eines Stuhls so unter der Türklinke platzieren, dass jemand, der das Schloss knackt, die Tür trotzdem nicht öffnen könnte. Auch Verdunkeln kann das Sicherheitsgefühl erhöhen. Versuche auch, wie es sich unter einer leichten Decke anfühlt, denn das kann ein schützendes Kokongefühl vermitteln. Probiere auch aus, ob sich dein Sicherheitsempfinden durch das Hören einer schönen Musik oder durch sogenanntes weißes Rauschen steigern lässt.

Bitte stress dich nicht, sondern bleib einfach unbeirrbar und beharrlich dran – irgendwann wird das Zittern garantiert einsetzen!

KANN DAS NEUROGENE ZITTERN EINE TRAUMATHERAPIE ERSETZEN?

Das neurogene Zittern sorgt dafür, dass dein Nervensystem langsam aus dem Überlebensmodus herausfindet und durch Selbstregulation wieder frei schwingen kann. Natürlich geht dir der

Überlebensmodus damit nicht verloren, denn jeder der vier Zustände deines Nervensystems ist wichtig und wird gebraucht.

Sowenig, wie notwendige Bewegung durch gesunde Ernährung ersetzt werden kann, kann das neurogene Zittern eine Therapie ersetzen. Da du dich aber umso kraftvoller und geschmeidiger bewegen kannst, je stabiler dein körperlicher Zustand ist, lässt sich gesunde Ernährung als eine wichtige Grundlage für sportliche Aktivitäten sehen. Dieses Prinzip ist auf das neurogenen Zittern übertragbar.

Eine Traumatherapie gilt unter anderem dann als erfolgreich, wenn dein Nervensystem lernt, sich selbst zu regulieren, also aus allen ihm zur Verfügung stehenden Zuständen (Entspannung, Kampf, Flucht, Erstarrung, Kollabieren) denjenigen auszuwählen, der der jeweiligen Situation angemessen ist. Ein Therapieerfolg ist auch daran zu erkennen, dass in dir das Gefühl einer Selbstwirksamkeit entsteht, du die Welt also wieder als veränderbar wahrnehmen kannst, dass du Gefühle und Emotionen empfinden und halten kannst, ohne dass sie dich überwältigen, und dass du in konstruktive und heilsame Verhaltensweisen hineinfindest, anstatt aus alten Mustern heraus agieren zu müssen. Für all diese Fähigkeiten ist ein entspanntes Nervensystem nötig, und das erreichst du mit dem neurogenen Zittern.

Aus meiner Sicht ersetzt das neurogene Zittern keine Therapie, sondern macht eine erfolgreiche Therapie überhaupt erst möglich. Denn solange dein System im Überlebensmodus verharrt, bist du kaum in der Lage, dein aus Traumastrukturen entstandenes Verhalten zu verändern. Auch deine Glaubenssätze erscheinen dir dann noch als unumstößliche Wahrheiten. Es ist dir also nur sehr eingeschränkt möglich, neue und bessere Erfahrungen als bisher zu machen und diese zu integrieren.

Im Überlebensmodus bist du nicht zur bewussten Wahrnehmung fähig, sondern reagierst aufgrund der dir unbewussten Verschaltungen deines Nervensystems. Dadurch hast du wenig Möglichkeiten, außerhalb dieser Strukturen dein Leben nach deinen Vorstellungen frei zu gestalten.

Durch das neurogene Zittern verlassen die stressbedingten Verschaltungen nach und nach deinen Körper, sodass die Überlebensstrategien und Glaubenssätze verblassen und du immer mehr zu dir selbst findest. Das macht es dir leichter, dich im Kontakt mit anderen Menschen wohlzufühlen, dich und deine Bedürfnisse wahrzunehmen, sie zu kommunizieren und dich selbstbestimmt abzugrenzen, wenn dir etwas zu viel oder unangenehm wird. Das ermöglicht dir, andere und bessere Erfahrungen als bisher zu machen, die dein Nervensystem dann aufgrund seiner Neuroplastizität entsprechend verschalten kann. So kann sich dein Handlungs- und Entscheidungsspielraum allmählich immer mehr erweitern und dein Leben im Herausheilen aus den Traumafolgen immer freier werden.

DER SPIRITUELLE ASPEKT DES NEUROGENEN ZITTERNS

Osho, der indische Philosoph und spirituelle Lehrer (1931–1990), hat einmal gesagt: »*Erleuchtung ist nichts anderes als die völlige Entspannung des Systems.*« Er erkannte, dass Menschen nicht ihrem wahren Wesen entsprechend leben können, wenn sie durch Prägungen, Konditionierungen, Schmerzen und Blockaden beeinträchtigt sind. Um das wahre Selbst eines jeden Menschen freizulegen, entwickelte er die sogenannte »Dynamische Meditation«, die eine Stunde dauert und aus fünf Phasen besteht. Er sah in dieser Meditation eine Methode, um alte und tief verwurzelte Muster zu durchbrechen, die Menschen in ihrer Vergangenheit festhalten. Durch das Sprengen dieser Gefängnisgitter sollten sie in die Lage versetzt werden, Freiheit, Stille und Frieden zu erfahren. Die zweite der fünf Phasen besteht aus einem intensiven Schütteln, das dem Körper ermöglichen soll, alles Belastende loszulassen.

Osho hat intuitiv erkannt, dass es der Körper ist, der all diese begrenzenden Belastungen trägt, und dass er befreit werden muss, um geistige Freiheit zu erlangen.

Da Osho die Funktionsweise des autonomen Nervensystems nicht bekannt war, konnte er nicht wissen, dass Schütteln nicht zur ersehnten Freiheit führen kann. Es wirkt lediglich auf muskulärer Ebene und kann dort zu einem verringerten Muskeltonus und damit zu einer wohltuenden Entspannung führen. Diese Entspannung kann aber leider nicht nachhaltig wirken, weil durch das Schütteln nicht die tiefen Ebenen der neuronalen Netzwerke erreicht werden und sich somit nichts am Zustand des autonomen Nervensystems verändert. Beim nächsten Trigger wird das Nervensystem wieder Gefahrensignale senden, woraufhin die Muskeln erneut kontrahieren, um den Körper durch Defensiv- oder Angriffsstrategien zu schützen.

Das neurogene Zittern hingegen wirkt als autonomer Selbstheilungsreflex auf den tiefen Ebenen neuronaler Netzwerke. Dadurch erreichst du nicht nur eine momentane Entspannung, sondern die gehaltene Stressenergie kann den Köper dauerhaft verlassen. Prägungen, Konditionierungen, Sozialisierungen – alles, was nicht wesenseigen zu dir gehört, verlässt nach und nach dein System und belastet dich immer weniger. Die Gefängnisgitter, von denen Osho gesprochen hat, brauchen nicht gesprengt zu werden, sondern verlieren organisch ihre stählerne Härte und können dich nicht länger in einem verengten Leben gefangen halten.

Dieses Geschehen wird dich in immer tiefere innere Prozesse führen, die durchaus herausfordernd sein können, denn sie bringen eine Freiheit und Klarheit mit sich, die dich vieles infrage stellen lässt, was du bisher über dich und die Welt zu wissen glaubtest. In diesem Sinne ist die Körperarbeit des neurogenen Zitterns auch eine zutiefst spirituelle Arbeit, in deren Licht sich nach und nach alle Schleier der Projektionen auflösen können und der Himmel sich dir öffnet.

Kapitel 7

WAS IST SELBSTREGULATION UND WIE ENTSTEHT SIE?

Wenn ein Kind in einer Familie aufwächst, in der es keine oder nicht ausreichende Co-Regulation erfährt, kann das Nervensystem dieses Kindes nicht lernen, sich selbst zu regulieren. Selbstregulation ist die Fähigkeit, eigene Gedanken, Gefühle, Aussagen und Verhaltensweisen an unterschiedliche Anforderungen anzupassen und nach schwierigen Situationen wieder in die Ruhe finden zu können. Die Fähigkeit zur Selbstregulation entwickelt sich in den ersten drei Lebensjahren durch ausreichende Co-Regulation durch die Mutter oder eine enge Bezugsperson des Kindes. Was bedeutet das?

Ein Baby kann sich nicht selbst regulieren. Wenn es aus Angst, Hunger, Durst oder Schmerz weint, kann es sich nicht selbst beruhigen. Es braucht dafür den Trost seiner Mutter. Wenn die Mutter nicht kommt, hört das Baby irgendwann auf zu weinen, weil es glaubt, dass ihm niemand helfen kann und es sterben muss. Es gleitet in Untererregung, Erstarrung und Dissoziation. Auch aus diesem Zustand kann es sich nicht allein befreien. Es braucht die Zuwendung seiner Mutter, die es wieder in eine warme Lebendigkeit stimuliert.

Wird die Fähigkeit zur Selbstregulation aufgrund mangelnder Co-Regulation nicht erlernt, kennt das autonome Nervensystem des Kindes und später des Erwachsenen das Gefühl von Sicherheit ganz grundsätzlich nicht. Damit fehlt etwas Basales und sehr Essenzielles für die Einschätzung verschiedener Situationen und für die Orientierung in der Welt, denn wenn wir nicht wissen, wie sich Sicherheit und Geborgenheit – also die Abwesenheit von Gefahr – anfühlen, fühlen wir uns permanent in Gefahr. Das Nervensystem befindet sich dauerhaft im Alarmzustand und geht ständig davon aus, dass es hier und jetzt gefährlich ist. Allerdings bemerken wir das gar nicht und können es auch nicht zum Ausdruck bringen, denn dieser Zustand ist für uns »normal«. Oft sitzen mir in der Praxis Menschen gegenüber, die während unseres Gesprächs unablässig die Hände kneten, Haarsträhnen zwirbeln, mit ihrem Schmuck spielen oder mit den Füßen wippen. Wenn ich dann frage, ob sie sich unruhig oder angespannt fühlen, schauen sie ganz überrascht und verneinen. Die andauernde Unruhe und Hibbeligkeit ist für sie ganz normal und selbstverständlich. Wenn wir das Gefühl von Sicherheit nicht kennen und keine Vergleichsmöglichkeiten haben, ist das alarmierte Nervensystem für uns der Normalzustand.

Wenn Menschen sich aufgrund von Traumafolgen nicht selbst regulieren können, ist ihr Nervensystem ständig im Überlebensmodus. Er ist gekennzeichnet durch Gefühle von Unruhe, Getriebensein und Panik oder durch Antriebslosigkeit, Erstarrung, innere Leere und Depression. So gegensätzlich diese beiden Zustände auch sind, speisen sie sich aus ein und demselben Überlebensmodus. Das lässt sich gut mit dem Bild der »neuronalen Leiter« von der Traumatherapeutin Deb Dana veranschaulichen: Entspannung, Sicherheit, soziale und mentale Kompetenz stehen am oberen Ende der Leiter, Unruhe, Getriebensein und Panik bilden den mittleren Bereich der Leiter, während Erstarrung, Leere und Depression das untere Ende darstellen. Der regulierte Zustand liegt im oberen Bereich der Leiter. Dort ist der ventrale Vagus aktiv und ermöglicht das, was wir eigentlich unter »Leben« verstehen: Verbindung und Verbundenheit mit sich selbst und mit anderen, soziale und kognitive Kompetenz, das Empfinden von Freude,

Dankbarkeit und Fülle sowie die kreative Entfaltung von Talenten und Potenzialen.

Der menschliche Körper ist ein Kunstwerk, in dem jeder Vorgang einen tiefen und lebenszugewandten Sinn hat. Nichts ist unnötig, selbstschädigend oder sinnlos. Wird eine Gefahrensituation als veränderbar und damit als überwindbar wahrgenommen, reagiert der Mensch mit der erhöhten Aktivität einer Kampf- oder Fluchtreaktion um zu überleben. Wird eine Situation hingegen als nicht veränderbar und damit als ausweglos eingestuft, schaltet das Nervensystem in die Untererregung, Erstarrung und Depression. Auch die Depression hat einen biologischen Sinn. Wenn eine Gefahrensituation nicht mehr veränderbar, also ausweglos ist, bedeutet das rein biologisch das Ende des Lebens. Die Depression hat also die Funktion, den körperlichen Sterbeprozess einzuleiten, und durch die mit der Depression verbundenen Gefühle von Sinnlosigkeit sowie Zuständen von Abspaltung und Verdrängung müssen Schmerzen und Todesangst nicht mehr so intensiv empfunden werden.

WAS SIND CO-REGULANZIEN?

Dauerhafte Anspannung und Unruhe sind ebenso erschöpfend wie das ständige Gefühl von Hoffnungslosigkeit und Antriebslosigkeit. Menschen, die nicht in der Lage sind, sich selbst zu regulieren, sind auf Regulation von außen angewiesen, um sich entweder aus einer hohen Anspannung herunterzuregulieren und Entspannung und Ruhe zu finden oder um sich aus einer Untererregung wieder hochzuregulieren, um in eine vitalere Lebendigkeit zu kommen und den Alltag zu bewältigen. Als äußere Regulatoren dienen Essen, Alkohol und Nikotin, Drogen, aber auch Arbeit, Gaming,

Sex, Sport oder Shopping. Die Abhängigkeit von äußeren Regulatoren führt in ein Suchtgeschehen, weil ohne sie der Alltag nicht mehr bewältigt werden kann.

Diese Zusammenhänge machen deutlich, dass nachhaltig erfolgreiche Therapien niemals auf die Behandlung einzelner Symptome reduziert werden können, denn Heilung ist immer ein ganzheitliches Geschehen.

Angenommen, du regulierst dich durch Essen und leidest darunter, dass dein Körpergewicht ständig steigt. Deine Kniegelenke schmerzen, deine Kleidung passt dir nicht mehr, und du magst nicht mehr in den Spiegel schauen. Da liegt es nahe, dass du abnehmen willst. Vielleicht versuchst du, weniger zu essen, zu anderen Uhrzeiten zu essen, Intervallfasten zu machen oder andere Lebensmittel zu essen, um deinem Ziel näher zu kommen. Vielleicht nimmst du sogar eine persönliche Ernährungsberatung in Anspruch oder besuchst Weight-Watchers-Gruppen. Oft gibt es dann schöne Anfangserfolge, die sich aber leider bald nicht mehr fortsetzen. Entweder wird der Essdruck so stark, dass du das strenge Programm nicht länger durchhalten kannst und wieder mehr isst, oder dein Körper lässt sich von all den Maßnahmen gar nicht beeindrucken und hält das Gewicht konstant, obwohl du deutlich weniger zu dir nimmst. Diese Reaktionen, zu denen auch die unerwünschte und schnelle Gewichtszunahme nach einer Reduktionsdiät zählt – der bekannte Jo-Jo-Effekt –, lassen sich sehr gut verstehen, wenn man das Geschehen aus der Sicht des Nervensystems betrachtet und den Sinn dahinter erkennt: Es ist gefährlich, wenn nicht gar lebensbedrohlich, eine dringend benötigte Ressource einfach wegzulassen. Nahrung dient in diesem Zusammenhang nicht der Nährstoffversorgung, sondern der Stabilisierung. Wird die Nahrung weggelassen oder reduziert, leidet die Stabilität. Das ist so, als würde man einem Kind, das gerade mit dem Fahrradfahren beginnt, die Stützräder wegnehmen und sich dann wundern, wenn es hinfällt. Solange das Kind noch nicht in der Lage ist, aus eigener Kraft das zum Radfahren notwendige Gleichgewicht zu halten, ist es sinnvoll, das Fahrrad mit Stützrädern zu stabilisieren. Und solange ein dysreguliertes Nervensystem sich nicht selbst regulieren kann, braucht es »Stützräder«, also Regulation von außen, in diesem Fall in Form von Nahrung. Erst wenn durch Selbstregulation eine Stabilisierung aus eigener Kraft erfolgt, wird die äußere Regulation überflüssig.

Wenn du diese Zusammenhänge erkennen kannst, brauchst du dir weder Bücher über die verschiedensten Diätmethoden zu kaufen, noch brauchst du dich durch diverse Abnehmprogramme zu quälen. Dein Körpergewicht ist nur ein Symptom, und die Behandlung eines Symptoms kann eine Krankheit nicht heilen. Heilung kann immer erst dann stattfinden, wenn die Ursache des Leidens gefunden wird. Die Ursache für das hohe Körpergewicht ist das dysregulierte autonome Nervensystem. Sobald das Nervensystem in die Selbstregulation kommt, braucht es keine Co-Regulierung mehr, und dann muss nicht mehr aus Frust oder als Kompensation gegessen werden, sondern nur aus Appetit und Hunger.

Wie schwierig es ist, den Alltag mit einem Nervensystem zu bewältigen, das keine Selbstregulation erlernen konnte, zeigt das folgende Beispiel.

Fallbeispiel: Nicole

Nicole ist 35 Jahre alt und Mutter eines siebenjährigen Sohnes. Sie möchte Leon in jeder Hinsicht eine gute Mutter und ein gutes Vorbild sein, denn sie weiß, dass es nicht Worte sind, die Kinder überzeugen, sondern Taten und das, was ihnen vorgelebt wird. Nicole ist sehr gesundheitsbewusst, sie kauft Bio, lebt vegetarisch und möchte sich bald sogar vegan ernähren. Umso mehr belastet es sie, dass sie ohne Zigaretten und Weißwein ihren Alltag nicht bewältigen kann. Während der Schwangerschaft und Stillzeit hatte sie es mit großer Anstrengung geschafft, fast ganz auf Nikotin und Alkohol zu verzichten. Als Leon älter wurde und in den Kindergarten kam, begann sie wieder halbtags zu arbeiten. Einerseits gefiel ihr die Arbeit in einer Versicherungsagentur, vor allem deshalb, weil sie nette Kolleginnen hatte und den Austausch mit ihnen mochte. Andererseits empfand sie ihre ausgefüllten Tage als sehr anstrengend, und sie konnte die Herausforderungen von Arbeit, Haushalt, Einkaufen, als Mutter und Ehefrau nicht mehr ohne ihre Selbstgedrehten und den abendlichen Wein bewältigen.

Sie achtet sehr darauf, dass ihr Sohn nichts davon mitbekommt, wenn sie raucht und trinkt. Zum Rauchen geht sie immer dann auf den Balkon, wenn sie sich unbeobachtet fühlt, und den Wein trinkt sie erst, wenn Leon abends im Bett ist. Trotzdem hat sie ein schlechtes Gewissen, weil ihr Verhalten so gar nicht zu ihrem Selbstanspruch passt, und sie weiß natürlich auch, dass sie ihrem Körper mit Nikotin und Alkohol keinen Gefallen tut. Dass ihr sportbesessener und nicht rauchender Mann Patrick von ihr erwartet, dass sie mit dem Rauchen und Trinken aufhört, belastet sie zusätzlich.

Als Nicole zu mir in die Therapie kam, war ihr Ziel, sich Zigaretten und Wein abzugewöhnen. Alles, was sie bisher versucht hatte, war fehlgeschlagen, obwohl sie die Anweisungen und Vorschläge der Selbsthilferatgeber befolgt hatte. Auch eine Akupunkturbehandlung brachte keinen Erfolg. Mit jedem Misserfolg schrumpfte ihr Selbstwertgefühl. Sie fühlte sich als Versagerin und warf sich selbst Willensschwäche und Disziplinlosigkeit vor. Dass ihr Mann das auch tat, vergrößerte ihre Scham.

In der Therapie lernte Nicole, sich mit den autonomen Prozessen ihres Nervensystems zu beschäftigen. Je mehr sie den Aufbau und die Funktionsweise ihres autonomen Nervensystems nachvollziehen konnte, desto besser konnte sie verstehen, dass ihr Bedürfnis nach Tabak und Alkohol nicht ihrem schlechten Charakter entsprang und auch nichts mit mangelnder Disziplin zu tun hatte, sondern ein notwendiges Kompensationsverhalten war, um sich trotz ihres dysregulierten Nervensystems stabil halten zu können. Nicole spürte eine riesige Erleichterung, als sie die wahren Gründe für ihr Verhalten erkannte. Allmählich konnte sie auch den Fitnesswahn ihres Mannes mit anderen Augen sehen und begriff, dass sein obsessiver Sport zwar als tolle Leistung bewertet wurde und gesellschaftlich angesehen war, dennoch eine äußere Regulation darstellte, von der Patrick abhängig war. Diese Erkenntnis war für sie sehr wichtig, denn nun konnte sie ihn von seinem moralischen Sockel heben und damit aufhören, ihn als perfekt und sich selbst als unterlegen zu empfinden.

Sie begann mit dem TRE und praktizierte das neurogene Zittern zwei- bis dreimal täglich. Nach etwa neun Wochen bemerkte sie deutliche Veränderungen. Sie fühlte sich tagsüber sowohl gelassener als auch kraftvoller und konnte abends schneller in die Entspannung finden. Zudem stellte sie fest, dass sie weniger Zigaretten und weniger Wein benötigte. Sie traute sich noch nicht, ihren Freundinnen und Kolleginnen davon zu erzählen und sich über diesen Erfolg zu freuen, aber der Suchtdruck ließ immer mehr nach.

Heute, etwa ein Jahr nach Beginn der Therapie, kann sich Nicole meist gut selbst regulieren. Durch das neurogene Zittern hat ihr Nervensystem aus der permanenten Aktivierung herausgefunden und hängt nicht mehr im Überlebensmodus fest. Nicole hat außerdem verschiedene Techniken zur Stressbewältigung in Krisenmomenten erlernt. Auch heute noch wird sie durch bestimmte Dinge oder Situationen getriggert, aber es gelingt ihr jetzt, sich aus eigener Kraft schnell wieder zu regulieren. Ihre Lebensqualität ist deutlich gestiegen, und sie fühlt sich zunehmend stärker und selbstwirksam. Sie kann sich sogar erlauben, ab und zu zum Genuss zu rauchen oder zu trinken. Da sie diese Substanzen nicht mehr braucht, kann sie frei damit umgehen.

Auch Nicoles Beziehung zu Patrick hat sich sehr verbessert. Dadurch, dass sie ihm einiges aus ihrem Therapiegeschehen erzählte und ihn über das autonome Nervensystem informierte, konnte Patrick erkennen, dass auch sein exzessiver Sport eine Traumafolge war. Sport war für ihn eine Möglichkeit, die durch den Überlebensmodus entstehende Unruhe abzubauen. Oft hatte er zum Sport eigentlich gar keine Lust gehabt, aber sein adrenalingefluteter Körper verlangte dringend nach Ausleitung. Leider ändert Sport nur vorübergehend etwas am Zustand des Nervensystems, und so war die Entspannung, die Patrick nach dem Training empfand, nicht nachhaltig.

BIN ICH IN DER SELBSTFÜRSORGE ODER CO-REGULIERE ICH MICH?

Zu Beginn traumatherapeutischer Prozesse ist es gar nicht so einfach, sich selbst neutral einzuschätzen. So stellst du dir vielleicht die Frage, woran du denn erkennen kannst, ob eine bestimmte Handlung der Selbstregulation dient oder ob es sich vielleicht um eine Co-Regulation handelt und du dich in einer Kompensationsstrategie befindest.

Als Faustregel kann gelten, dass immer dann, wenn eine Handlung dich nur kurzfristig beruhigt oder erleichtert, dich aber nicht dauerhaft nährt, du mit hoher Wahrscheinlichkeit nichts für deine Heilung getan hast, sondern neuronalen Stress kompensieren musstest. Jede Kompensation ist nur eine Pseudoregulation, denn eine langfristige Balance wird dadurch nicht erreicht. Die Co-Regulation sorgt lediglich für kurzfristige Stabilität, hat aber keine nachhaltige Wirkung, weil sie die Ursache der inneren Unruhe und des Getriebenseins oder der inneren Leere und Einsamkeit nicht berührt.

Menschen sind Schmerzflüchter. Es ist evolutionsbiologisch ja auch sinnvoll, nicht dorthin zu gehen, wo es unangenehm oder gefährlich ist. Weniger sinnvoll wird dieses Vermeidungsverhalten allerdings, wenn es Prozesse in deinem eigenen Inneren sind, vor denen du zu flüchten versuchst. Eine Zeit lang mag es dir gelingen, belastende Themen wegzuschieben oder ihnen auszuweichen, irgendwann aber wirst du es nicht mehr schaffen, alles, was dir bedrohlich vorkommt, zu unterdrücken oder zu vermeiden, denn diese Anstrengung erfordert viel Aufmerksamkeit und kostet große Kraft. Du kannst dir alles, was du lieber vermeiden, und jedes Thema, das du nicht anschauen willst, wie einen aufgeblasenen Wasserball vorstellen, den du unter die Wasseroberfläche zu drücken versuchst. Bei nur einem Ball wird dir das recht gut gelingen, und du kannst beide Hände zur Hilfe nehmen. Mit zwei Bällen wird es schon schwieriger, und ab drei Wasserbällen gelingt es dir nicht mehr. Obwohl du dich anstrengst und im wahrsten Sinne des Wortes alle Hände voll zu tun hast, wird an irgendeiner Stelle immer ein Ball auftauchen.

Statt dich also in Abwehrbewegungen zu erschöpfen, ist es viel sinnvoller, herauszufinden, wie du Kapazitäten entwickeln kannst, die es dir ermöglichen, dich bewusst deinen Themen zuzuwenden, um nichts mehr unterdrücken zu müssen.

Ein Leben im Einklang mit deinem Biorhythmus, deinen Bedürfnissen, Vorstellungen und Wünschen, ein unterstützendes Umfeld, die Beachtung deines Stresstoleranzfensters sowie die Traumasensible Kommunikation bilden mit der Zeit ein stabiles Fundament, auf dem sich dein Heilungsgeschehen entwickeln wird.

Kapitel 8

DAS STRESSTOLERANZFENSTER

Der Begriff des »window of tolerance«, das im Deutschen als »Stresstoleranzfenster« bekannt ist, wurde von Daniel Siegel geprägt. Siegel ist Professor für Psychiatrie an der University of California und erforscht Möglichkeiten, Erkenntnisse aus der Hirnforschung therapeutisch einzusetzen.

Das Stresstoleranzfenster ist für eine erfolgreiche Traumaheilung sehr wichtig. Du kannst es dir vorstellen wie das Fenster einer Wohnung, aus dem du hinausschaust. Solange du innerhalb dieses Fensters bist, geht es dir gut oder zumindest so gut, wie es dein gegenwärtiger Zustand gestattet.

Wenn du nun etwas tust, was du eigentlich gar nicht tun willst, weil es dir sehr unangenehm ist, du Angst davor hast oder es nicht tun kannst, weil es deine momentanen Kapazitäten übersteigt, dich aber trotzdem dazu zwingst, dann ist die Gefahr sehr groß, dass du aus deinem Stresstoleranzfenster herausfällst. Dieser Fensterfall kann in zwei Richtungen erfolgen: Entweder fällst du nach unten, dann sind Starre, Untererregung und Depression die Folge, oder du fliegst nach oben aus dem Fenster, dann kommst du in eine hohe Aktivierung, eine Übererregung und findest dich womöglich in einer Panikattacke wieder.

So ein Fenstersturz ist schon unangenehm genug, er hat aber eine weitere negative Folge: Das Fenster reagiert nämlich auf deinen Sturz, und jedes Mal, wenn du aus dem Fenster fällst, wird es kleiner. Je kleiner dein Stresstoleranzfenster ist, desto überfordernder und unerträglicher erscheint dir alles. Du bist kaum noch belastbar und fragst dich schon morgens, wie du den Tag überstehen sollst.

Ich arbeite mit sehr vielen Menschen, deren Stresstoleranzfenster so klein ist, dass sie den täglichen Gang zum Briefkasten nicht mehr bewältigen können. Denn die Post, die auf sie wartet, müsste ja dann in irgendeiner Form bearbeitet werden, und allein der Gedanke daran überfordert sie bereits. Sie haben keinerlei Kapazitäten dafür, also versuchen sie, den Briefkasten zu verdrängen, und lassen ihn verschlossen. Sie wissen natürlich genau, dass sie durch ihr Verhalten die Situation noch verschlimmern, sehen aber keine Möglichkeit, sich anders und konstruktiver zu verhalten. Das erhöht ihren Stress und führt dazu, dass sie noch weniger in der Lage sind, das zu tun, was sie eigentlich tun müssten.

Wenn du dich in dieser Beschreibung wiederfindest, bist du in einer überwältigenden Negativspirale und hast kaum noch Möglichkeiten, deinen Alltag zu gestalten. Alles ist dir zu viel, zu herausfordernd, und du hast das Gefühl, dass dir deine Aufgaben und Verpflichtungen mit jedem Tag mehr über den Kopf wachsen.

Ein solcher Kreislauf ist extrem belastend. Er lässt sich manchmal nur dadurch unterbrechen, indem du dir eine Grundheilungszeit einräumst, in der du möglichst frei bist von Anforderungen, Aufgaben, Verpflichtungen und äußeren Reizen. Das kann eine Mutter-Kind-Einrichtung, eine Kur oder eine Reha sein, aber auch ein längerer Urlaub, den du irgendwo verbringst, wo es dir gefällt, wo niemand etwas von dir erwartet, und wo du die Ruhe hast, zu dir zu finden, deinen persönlichen Rhythmus zu entdecken, danach zu leben und dadurch Kraft zu sammeln. Mit dieser Kraft kannst du, wenn du wieder zu Hause bist, besser erkennen, welche Veränderungen nötig sind und was du brauchst, um in Zukunft nicht wieder in eine Überforderung zu rutschen.

Es ist überaus wichtig, dass du verstehst, dass sich eine solche Negativspirale nicht von selbst unterbricht. Die Kräfte, die du dringend brauchst, wachsen dir nicht von allein wieder zu, wenn du so weitermachst wie bisher. Dein Nervensystem ist derart aktiviert im Überlebensmodus, dass du für nichts anderes mehr Kraft hast, als irgendwie zu funktionieren. Jetzt hat es höchste Priorität, dich zu schützen und dein Nervensystem zu regulieren, denn mit einem derart angespannten Nervensystem verringern sich deine Gestaltungsmöglichkeiten mit jedem Tag mehr.

In diesem Zusammenhang ist noch etwas wichtig zu verstehen: Wenn du aus deinem Stresstoleranzfenster fällst, macht dich das nicht etwa härter, trainierter oder stärker. Im Gegenteil: Du wirst mit jedem Fenstersturz schwächer und angreifbarer, weil jede zusätzliche Portion Stress dein Nervensystem noch fester in den Klammergriff des Überlebensmodus presst.

Es ist wirklich wichtig, dass du die offensichtliche Logik nachvollziehen kannst, dass schwächende Erlebnisse nicht zu vitaler Stärke führen. Aber genau das hören wir seit unserer Kindheit: *»Was dich nicht umbringt, macht dich stärker.«* Dieses Zitat stammt vom Philosophen Friedrich Nietzsche und findet sich in seinem Werk »Götzendämmerung«. Darin geht es um die Notwendigkeit, sich in einer lieblosen und zynischen Welt, die keinen Gott mehr kennt, wappnen zu müssen, und es wird schnell klar, dass es sich dabei nicht um eine liebevolle Lebensweisheit handelt, sondern um eine Durchhalteparole für finsterste und lebensfeindlichste Zeiten.

Die meisten Menschen wurden sozialisiert mit der Vorstellung, dass sie sich immer wieder in unangenehme Szenarien begeben und sich mit beängstigenden und überfordernden Situationen konfrontieren müssen, um weiterzukommen. Dies hat bei ihnen zu der Überzeugung geführt, dass sie nur dann wachsen können, wenn sie sich immer wieder eine blutige Nase holen, über ihre Grenzen gehen und sich regelmäßig bis zur tiefen Erschöpfung überfordern.

In der Tat können Krisen zu Wachstum führen, aber nur dann, wenn auch Kapazitäten für dieses Wachstum vorhanden sind. Ein Mensch im Überlebensmodus hat keine Kraft zum Wachsen, er braucht alle Kraft, um sein Leben auszuhalten und in seinem Alltag zu funktionieren.

Um an Krisen wachsen zu können, ist Resilienz eine wichtige Voraussetzung, und sie kann sich nur unter bestimmten Voraussetzungen entwickeln. Die sogenannte *primäre Resilienz* entsteht durch sichere Bindung, liebevolle Zuwendung und fördernde Unterstützung in den ersten drei Lebensjahren. Darauf kann später die *sekundäre Resilienz* aufbauen, die durch emotionale Stabilität, gemeisterte Herausforderungen, erlernte Problembewältigung und positive Selbstwahrnehmung entsteht.

Mit diesem Hintergrundwissen kannst du nun nachvollziehen, dass es deine Heilung verzögert, wenn du deine Grenzen nicht wahrnimmst, sie nicht respektierst und dich so überforderst, dass du häufig aus deinem Stresstoleranzfenster herausfällst. Um gute Bedingungen für deine Heilung zu schaffen, kommt es darauf an, so oft wie möglich innerhalb deines Stresstoleranzfensters zu bleiben.

Im Prinzip und in der Theorie ist das einfach: Tu nur, was du tun willst und kannst. Aber die praktische Umsetzung kann manchmal sehr herausfordernd sein und braucht Übung. Zum einen kannst du nicht alles kontrollieren, was dir widerfährt. Vielleicht erhältst du einen Anruf, der dich sehr aufregt und prompt aus deinem Stresstoleranzfenster katapultiert. Oder du siehst dir einen Film an, in dem dich plötzlich und ganz unerwartet eine Szene dermaßen schockiert, dass du sofort aus deinem Fenster fällst.

Zum anderen erfordert der Umgang mit dem Stresstoleranzfenster eine zugewandte und wohlwollende Aufmerksamkeit dir selbst gegenüber, und das ist für Menschen mit Traumafolgen eine große Herausforderung. Wenn du in deiner Prägezeit beispielsweise die Erfahrung gemacht hast, dass du vor allem dann Nähe und Zuwendung bekommst, wenn du gute Leistungen erbringst, hat dein Nervensystem das so verschaltet, dass es dich zu permanenten Höchstleistungen antreibt, auch wenn du vor Erschöpfung kaum noch geradeaus schauen kannst. Solche Verschaltungen erschweren natürlich einen freundlichen und achtsamen Umgang mit dir selbst. Ich hoffe, es kann dich motivieren, wenn du weißt, dass diese Verschaltungen durch regelmäßiges neurogenes Zittern deinen Körper nach und nach verlassen und dir Selbstfreundlichkeit im Laufe der Zeit immer besser gelingen wird.

Damit es dir leichter fällt, heilsame Veränderungen zuzulassen, möchte ich dich ermutigen, einen Entschluss zu fassen, der etwa so lauten könnte: *Ich will heilen, und dafür nehme ich mich ab sofort ernst!*

Denn um Veränderungen vorzunehmen, braucht es erst einmal deine emotionale Bereitschaft, diese Veränderungen auch wirklich geschehen lassen zu wollen. Dein Verstand sagt gewiss, dass du *natürlich* positive Veränderungen willst. Aber dein Nervensystem wird das anders sehen, denn Veränderungen bringen Neues, Neues ist unbekannt, und Unbekanntes birgt Risiken oder sogar Gefahren. Auch hier sind kleine Schritte wichtig, um dich nicht zu überfordern.

Falls du bisher gedacht hast, dass kleine Schritte nichts bringen, und eher an die Kraft der großen Schritte glaubst, dann kann folgendes Bild deine Meinung vielleicht ein wenig ändern: Stell dir vor, du läufst über unbefestigten Boden. Dort, wo du gerade stehst, befestigst du den Boden durch dein Körpergewicht. Wenn du jetzt einen großen Schritt machst, befestigst du den Boden dort, wo du wieder zum Stehen kommst. Du hast also nur zwei befestigte kleine Inseln und dazwischen großes unbefestigtes Terrain. Wenn du aber statt großer Schritte einen Fuß dicht vor den anderen setzt, entstehen durchgehend feste und gut begehbare Wege, auf denen du dich sicher fortbewegen kannst.

Um herauszufinden, wie viel du dir zumuten kannst und wo deine Grenzen sind, kannst du nach und nach ein Gespür dafür entwickeln, was dir Spaß macht und leichtfällt, was dir schwerfällt, was dir guttut und was dich Kraft kostet. Du brauchst eine Sensibilisierung für das, was du tust, und für die Folgen, die dein Handeln hat. Drei wichtige und gute Fragen können dich in deiner Selbstwahrnehmung unterstützen:

1. Stimmt das, wovon ich ausgehe, wirklich?
2. Bringt das, was ich tun will oder was ich zulasse, etwas Gutes in mein Leben?
3. Wozu führt mein Verhalten?

Um innerhalb deines Stresstoleranzfensters zu bleiben, ist es wichtig, keine Unterschiede zu machen zwischen Dingen, die du als »groß und bedeutsam« interpretierst, und dem, was du für »klein und unwichtig« hältst. Trauma entsteht nicht durch das Ereignis selbst, sondern durch deine persönliche Reaktion darauf. Ebenso ist es individuell unterschiedlich, was jemanden aus seinem Stresstoleranzfenster fallen lässt oder nicht.

Alles, was dich belastet, dich ängstigt, dir aversiv oder stark unangenehm ist, solltest du unbedingt ernst nehmen. Egal, ob es die Steuererklärung ist, der du dich nicht gewachsen fühlst, oder der Anruf bei einer Freundin, der dich gerade überfordert: Alles, was dich emotional belastet, hat die Kraft, dich aus deinem Stresstoleranzfenster herauszuschleudern.

Du solltest dein Stresstoleranzfenster täglich, manchmal sogar stündlich, überprüfen, weil du wechselnde Tagesverfassungen mit wechselnden Kapazitäten hast. Deshalb ist es wenig sinnvoll, pauschale Entscheidungen zu treffen nach dem Motto: *Nie wieder mache ich XY. Oder: Ab jetzt mache ich immer XY.*

Wenn du es heute nicht schaffst, mit deiner Freundin zu telefonieren, heißt das ja nicht, dass du nie wieder mit ihr sprechen wirst; es ist durchaus möglich, dass du es morgen schaffst, sie anzurufen. Und auch wenn du es heute geschafft hast, dich mit jemandem zu treffen, ist nicht gesagt, dass du es auch morgen schaffst. Prüfe dein Fenster also immer wieder, um herauszufinden, was dir hier und jetzt ohne Risiko möglich ist.

JEDEN STRESS VERMEIDEN

Die Arbeit mit dem Stresstoleranzfenster hilft dir, den Stress, den du durch das neurogene Zittern abgibst, nicht gleich wieder durch neuen Stress zu ersetzen. Zwar hilft dir das Zittern in jedem Fall beim Stressabbau, sodass dein Stressvolumen nicht wächst, wenn du aber alten Stress umgehend durch neuen Stress ersetzt, wirst du nicht gut vorankommen. Wenn du schnelle und dauerhafte Verbesserungen erreichen möchtest, ist es notwendig, dich so wenig wie möglich Stress auszusetzen.

Fallbeispiel: Lucia

Die 45-jährige Lucia arbeitet seit ihrem Pädagogikstudium als Lehrerin für Deutsch, Geschichte und Musik. Eigentlich hätte sie damals lieber Kunst studiert, aber ihre Eltern meinten, das sei brotlos und sie solle lieber die Sicherheit einer Beamtenstelle anstreben. Lucia fügte sich den elterlichen Argumenten und tröstete sich mit dem Gedanken an die vielen Ferien, die sie als Lehrerin haben würde und in denen sie ihrem Wunsch nach künstlerischem Gestalten nachgehen könnte.

Heute unterrichtet Lucia an einem Gymnasium und arbeitet hauptsächlich mit den oberen Klassen. Sie hat sich an ihre Arbeit gewöhnt, leidet aber seit einiger Zeit unter verschiedenen körperlichen Beschwerden und hat vor Kurzem herausgefunden, dass sie zu den hochsensiblen Menschen gehört. Aufgrund ihrer Sensitivität und ihrer körperlichen Beeinträchtigungen hat sie zunehmend Schwierigkeiten, sich auf ihre Arbeit einzustellen. Die Geräuschkulisse im Klassenzimmer macht ihr zu schaffen, die vielen Außenreize fordern sie, und die Hektik des Schulalltags erträgt sie immer schlechter, vor allem, wenn sie zusätzlich zu ihrer eigenen Arbeit auch als Vertretungslehrerin für erkrankte Kollegen und Kolleginnen eingeteilt wird. In den Pausen findet sie im Lehrerzimmer keine Erholung, weil dort ein ständiges Kommen und Gehen herrscht und sie keinen ruhigen Platz findet, um ungestört ihr Brot zu essen und einen Kaffee zu trinken. Auch hat sie seit drei Jahren ein angespanntes Verhältnis zu den anderen Lehrerinnen und Lehrern, denn Lucia ist als Einzige im Kollegium nicht geimpft. Auch ihr Verhältnis zur Schulleitung hat sich dadurch stark abgekühlt, und ihre Entscheidung gegen eine Impfung macht sie zur Zielscheibe nie versiegender Vorwürfe und Sticheleien.

Wenn Lucia von der Schule nach Hause kommt, ist sie völlig fertig. Meist schläft sie dann ein bisschen, was ihr zumindest die Kraft gibt, eine Kleinigkeit zu essen und sich dann der Korrektur von Arbeiten oder ihren Unterrichtsvorbereitungen zu widmen. Abends sinkt sie völlig erschöpft und frustriert ins Bett, und die Gedanken an den folgenden Tag, der ihr wieder mehr abverlangen wird, als sie eigentlich leisten kann, sorgen für einen unruhigen Schlaf, wirre Träume, aus denen sie oft aufschreckt, und dann nur schwer wieder einschlafen kann.

In unseren therapeutischen Gesprächen zeigte Lucia sehr großes Interesse an Tipps und Strategien, die ihr helfen sollten, ihren Alltag leichter zu meistern und ihr Pensum besser zu bewältigen. Sie begann mit dem neurogenen Zittern und gab bei einer ihr vertrauten Heilpraktikerin allerlei Laboranalysen in Auftrag, die ihr das bestätigten, was sie bereits fühlte: einen schlechten Allgemeinzustand aufgrund einer Unterversorgung mit Aminosäuren, Mineralien, Vitaminen und Spurenelementen, eine erschöpfte Nebennierenrinde, eine Dysbiose im Mikrobiom ihres Darms, eine daraus resultierende mikrobiologische Belastung u. a. mit Candida albicans und einen sehr ungünstigen Säure-Base-Haushalt.

Sie erhielt einen Therapieplan, den sie auch akribisch befolgte, und nach etwa drei Monaten zeigten neue Analysen, dass sich ihr körperlicher Zustand bereits ein wenig verbessert hatte. Lucia fühlte sich aber kaum stärker und empfand ihren Alltag immer noch als überwältigend. Sie war enttäuscht, denn schließlich praktizierte sie seit drei Monaten das neurogene Zittern und hatte viel Geld in die Analysen und Nahrungsergänzungsmittel der Heilpraktikerin investiert. Sie war von einer deutlicheren Verbesserung ihres Zustandes ausgegangen und konnte nicht verstehen, warum es kaum vorwärtsging.

Ich erklärte ihr, dass Heilung nicht in einem Vakuum geschehen könne, während das ganz normale Leben einfach so weitergehe. Nachhaltige Verbesserungen der Gesundheit lassen sich nicht losgelöst von der allgemeinen Lebensführung herstellen, sondern sind das Ergebnis eines harmonischen Zusammenspiels auf verschiedenen Ebenen. Durch das Zittern konnte sie zwar Stress abbauen, den sie aber durch ihren ganz normalen Alltag sofort wieder auffüllte.

Lucia hatte sich vorgestellt, dass sie einfach nur körperlich belastbarer werden müsse, um dann ihr Leben unverändert weiterführen zu können. Dass ihre körperliche Schwäche aber ganz unmittelbar mit ihrer Alltagsgestaltung, ihren Gewohnheiten und ihrem Umfeld zusammenhing, war für sie eine völlig neue Erkenntnis, die sie ziemlich erschreckte.

Schon als Kind hatte sie immer auf dem elterlichen Bauernhof mitarbeiten müssen, egal, ob sie Lust dazu hatte oder sich stark genug dafür fühlte. Schwäche wurde nicht geduldet, und Lucias eigene Interessen fanden keinen Raum; ein Buch zu lesen oder ein Bild zu malen, wurde als Faulheit gebrandmarkt. So hatte Lucia nie lernen können, ihre Grenzen zu schützen, sondern musste sich im Gegenteil antrainieren, diese zu ignorieren und zu überschreiten, um den Anforderungen der Eltern gerecht zu werden und nicht bestraft zu werden. Lucia erinnerte sich auch daran, dass ihre Mutter immer erschöpft war, und obwohl sie ausgelaugt und am Ende ihrer Kräfte war, ruhte sie sich nie aus, sondern war ständig mit irgendeiner Arbeit beschäftigt.

Lucia verstand allmählich, dass ihre Lebensumstände sie jeden Tag aus ihrem Stresstoleranzfenster warfen. Das Fenster war mittlerweile so klein geworden, dass es nichts mehr gab, was Lucia mit Freude oder auch nur ohne Anstrengung tun konnte.

Langsam begriff sie, dass sie nicht erwarten konnte, unabhängig von den ungünstigen äußeren Umständen und von der ständigen Überforderung gesund zu werden.

Auf meine Empfehlung hin beantragte sie daraufhin eine Kur, die ihr Hausarzt auch unterstützte. Die Krankenkasse übernahm aufgrund der Diagnose »Posttraumatische Belastungsstörung« ohne Einwände die Kosten. Lucia konnte die Zeit der Ruhe während der Kur sehr gut für sich nutzen. Sie schlief besser, kam langsam zu Kräften und konnte wieder klarere Gedanken fassen.

Nach der Kur stellte sie einen Antrag auf Reduktion ihrer Arbeitszeit, der bewilligt wurde. Das gibt ihr nun die Möglichkeit, sich mit ihrer Zukunft zu beschäftigen und herauszufinden, ob sie wirklich im Schuldienst bleiben will oder ob sich ihr Traum von einem Leben mit der Kunst verwirklichen lässt.

Lucias Prozess ist noch nicht abgeschlossen, sie ist auch weiterhin in meiner Begleitung und spürt zum ersten Mal, seit sie denken kann, Selbstwirksamkeit, erahnt Gestaltungsmöglichkeiten und empfindet eine leise Zuversicht, dass sich alles doch noch zum Guten wenden könnte.

Lucia hat zutiefst verstanden, dass sie die Rahmenbedingungen ihres Lebens verändern muss, wenn sie heilen will. Wie viele Menschen dachte auch sie, dass Heilung auch dann geschehen kann, wenn die Lebensbedingungen gleich bleiben und alles so weitergeht wie bisher. Es ist aber so, dass jedes Beschwerdebild sowohl eine Ursache als auch eine Botschaft hat. Wenn beides übersehen wird, kann sich nichts zum Besseren wenden.

Kapitel 9

TRAUMASENSIBLE KOMMUNIKATION

Sprache ist das wichtigste Mittel, um sich mit anderen Menschen zu verständigen. Kommunikation ist ein unverzichtbares Bindeglied zwischen Menschen. Wir tauschen Informationen aus, fordern andere auf, etwas Bestimmtes zu tun oder zu unterlassen, oder sprechen über unsere Gefühle. Natürlich erwarten wir auch eine Reaktion auf das, was wir sagen. Kommunikation ist also auf Gegenseitigkeit angelegt.

Die meisten Menschen gehen davon aus, dass Sprache linkshemisphärisch ist, also nüchterne Daten und Fakten vermittelt, die unser Gesprächspartner genauso empfängt, wie wir sie ihm mitteilen. Das stimmt aber nicht, denn die Sprache ist an den Körper gebunden, der sie ja auch hervorbringt. Wir kommunizieren also auch rechtshemisphärisch, das heißt mit Tonfall, Gefühlen, Blicken, Körperausdruck usw. Zwischenmenschliche Kommunikation besteht aus vielen verschiedenen Komponenten, die erst im Zusammenspiel das Ganze ergeben.

Der reine Informationsgehalt unserer sprachlichen Kommunikation macht lediglich etwa fünf Prozent des Gesamterlebens aus. Oft ist also gar nicht ausschlaggebend, *was* wir sagen, sondern *wie* wir es sagen. Betonung, Artikulation, Gestik, Mimik und Körperhaltung haben nachweislich eine weitaus größere Aussagekraft als der faktische Gehalt unserer Äußerungen.

So kann zum Beispiel der Satz: »Das hast du wieder gut hinbekommen«, rein sachlich als Lob aufgefasst werden. Wird er aber mit einem bestimmten Unterton oder entsprechender Miene gesagt, kann er (und soll er) für den Empfänger das Gegenteil bedeuten.

Die Fähigkeit zu kommunizieren und die Vielschichtigkeit des sprachlichen Gesamtausdrucks stellen an sich schon eine Herausforderung für jeden Menschen dar. Aber für Menschen, die bindungs- und entwicklungstraumatisiert sind und deren autonomes Nervensystem dadurch dysreguliert ist, stellt alles, was mit Kommunikation und sprachlichem Ausdruck zu tun hat, einen besonders sensiblen Bereich dar.

Das hängt damit zusammen, dass Menschen mit Traumafolgen

- sich oft isoliert und nicht zugehörig fühlen, was bedeutet, dass die Kommunikation eine große Distanz überwinden muss.

- Schwierigkeiten haben, eine emotionale Beziehung zum Gegenüber aufzubauen. Sie haben den Eindruck, dass sie nichts verbindet, sondern Welten trennen. In der Folge gehen sie davon aus, dass keine Kommunikation und keine Nähe entstehen kann.

- unter mangelnder Selbstwirksamkeit leiden. Sie fühlen sich hilflos und machtlos, können ihre Bedürfnisse nicht wahrnehmen und daher auch nicht kommunizieren. Sie befinden sich im Gespräch oft in Situationen, in denen sie auf die Bedürfnisse anderer Menschen eingehen, aber ihre eigene Bedürfnisse nicht mitteilen können.

- aufgrund der Aktivierung ihres Nervensystems ständig auf der Hut sind und äußerst wachsam auf Tonfall und Haltung ihres Gegenübers reagieren. Das führt dazu, dass sie sich in der Kommunikation unverstanden fühlen und diese beim geringsten Anlass abbrechen.

- einen unspezifischen Groll in sich spüren, der als Kampfreaktion die Kommunikation schnell im Streit oder im Abwenden vom Gegenüber enden lässt.

- oft eine starke Rigidität zeigen. Das Beharren auf ihrer eigenen Ansicht/Einschätzung/Meinung gibt ihnen ein Gefühl der Sicherheit, mit dem sie die Kontrolle zurückgewinnen, die sie während der Traumatisierung verloren haben.

- Schwierigkeiten haben, Informationen zu verarbeiten. Das aktivierte Nervensystem lässt kognitive Prozesse nämlich nur sehr eingeschränkt zu, sodass häufig nachgefragt und mitgeschrieben werden muss. Zusammenhänge werden oft nicht erkannt, und vermittelte Inhalte werden nicht gespeichert, was verhindert, dass Beziehungen an Tiefe gewinnen können.

Diese Konstellationen machen deutlich, dass lockere, mühelos fließende und inspirierende Gespräche für Menschen mit Traumafolgesymptomen nicht oder nur sehr eingeschränkt, möglich sind. Da aber Kommunikation unser wichtigstes Ausdrucksmittel und für Kontakte, Begegnungen und Beziehungen unverzichtbar ist, hilft es sehr, ein Kommunikationsmodell zur Verfügung zu haben, das es trotz der oben genannten Einschränkungen ermöglicht, neue Kontakte aufzunehmen und bestehende Beziehungen zu vertiefen. Dieses Modell nenne ich »Traumasensible Kommunikation«.

Es handelt sich um eine Kommunikationstechnik, die es dir ermöglicht, soziale Kontakte einzugehen, zu pflegen und zu vertiefen, ohne damit überfordert zu sein oder ausgenutzt zu werden. Traumasensible Kommunikation kann dich dabei unterstützen, tiefe und verbindliche Beziehungen aufzubauen, wo Zweifel, Misstrauen und Angst dies bisher erschwert haben. Diese Art der Kommunikation unterstützt dich auch dabei, in Gesprächen Grenzen zu setzen, um nicht in einen Gesprächssog gezogen und davon überwältigt zu werden.

Wir Menschen sind aufgrund unserer biologischen Struktur Säuger und damit hochsoziale Beziehungswesen. Einsamkeit und Isolation sind für das menschliche Nervensystem belastend, bedrohlich oder gar tödlich. Soziale Verbindungen hingegen schaffen ein Gefühl von Sicherheit, Verbundenheit und Geborgenheit und sind damit heilend für ein traumatisiertes Nervensystem. Um solche Verbindungen zu gestalten, sind Kommunikation und Austausch unerlässlich.

DER UNTERSCHIED ZWISCHEN GEWALTFREIER KOMMUNIKATION UND TRAUMASENSIBLER KOMMUNIKATION

Die Gewaltfreie Kommunikation unterscheidet sich in allen Bereichen von der Traumasensiblen Kommunikation und ist für die Heilung und Transformation von Bindungs- und Entwicklungstraumata ungeeignet.

Gewaltfreie Kommunikation entstand auch gar nicht zur therapeutischen Unterstützung bei Trauma, sondern wurde in den Sechzigerjahren von Marshall Rosenberg entwickelt, um die Rassenkonflikte zu befrieden, mit denen er aufwuchs. Sie entstand also für politische und strategische Verhandlungen, und ist dafür auch sehr gut einsetzbar. Obwohl diese Form der Kommunikation nicht geeignet ist, um Trauma zu lösen, möchte ich sie kurz vorstellen, da sie sehr bekannt ist und die Gefahr der Verwechslung besteht.

Bei der Gewaltfreien Kommunikation handelt es sich um die sogenannte Vier-Schritte-Methode. Die Schritte beziehen sich auf

- die Beobachtung (a)
- das Gefühl (b)
- das Bedürfnis (c)
- die Bitte (d).

Vereinfacht gesagt: Wenn ich a sehe, dann fühle ich b, weil ich c brauche. Deshalb möchte ich jetzt gerne d.

Abgesehen davon, dass dieses Modell sehr statisch ist und damit der Komplexität emotionaler Zustände kaum gerecht werden kann, ist es für traumatisierte Menschen aus folgendem Grund ungeeignet: Wer Traumafolgen trägt, dem sind bereits die beiden ersten Schritte, die Beobachtung und das Gefühl, nicht möglich. Mit einem dysregulierten Nervensystem ist man nämlich gar nicht in der Lage, eine Situation oder eine Begegnung neutral zu beobachten und entsprechend zu fühlen.

In diesem Zusammenhang möchte ich dich an eine der Kernaussagen der Polyvagaltheorie erinnern, die besagt, dass der Zustand deines Körpers darüber entscheidet, wie du die Welt emotional und psychisch wahrnimmst. Wenn also dein Nervensystem aufgrund von Traumafolgen in der Dysregulation ist, kannst du nicht neutral beobachten, sondern interpretierst eine Situation unbewusst aufgrund deiner vergangenen Erfahrungen. Dementsprechend setzen sich deine Gefühle dann nicht aus dem tatsächlichen und gegenwärtigen Erleben zusammen, sondern formen sich aufgrund deiner zurückliegenden Erlebnisse. Du projizierst. Und da sich alle Projektionen immer auf die Vergangenheit beziehen, auf das, was du bereits einmal erlebt hast, wird deutlich, dass deine Gefühle, die du gerade empfindest, nicht unbedingt neu und zur aktuellen Situation passend sind, sondern sich aus Vergangenem speisen können und somit rückbezüglich sind.

Wenn du nun aufgrund rückbezüglicher Gefühle handelst, verhältst du dich entsprechend deiner alten Überlebensstrategien und gewohnten Anpassungsleistungen und kannst nicht angemessen auf das reagieren, was du gerade erlebst. Es kommt nichts Neues in dein System, Projektionen können nicht aufgelöst werden, und Heilung kann nicht geschehen.

Die Gewaltfreie Kommunikation ist nicht traumasensibel, denn sie unterstützt keine Heilungsprozesse, sondern kann Traumastrukturen verfestigen, sogar zur Überwältigung führen und damit zur Retraumatisierung beitragen.

WAS IST TRAUMASENSIBLE KOMMUNIKATION?

Im Gegensatz zur Gewaltfreien Kommunikation ist die Traumasensible Kommunikation verbindend, sicherheitsstiftend, heilend und transformierend. Sie ist sowohl links- als auch rechtshemisphärisch und bringt Fakten ebenso zum Ausdruck wie Herzensempfindungen, Körperwahrnehmungen und Gefühle.

Traumasensible Kommunikation findet statt, indem du dich anderen Menschen auch auf der emotionalen Ebene mitteilst, statt nur Fakten auszutauschen. Du teilst mit, wie es dir wirklich geht und was du wirklich fühlst.

Der reine Austausch von Fakten kann dich schützen, denn du brauchst nichts von dem preiszugeben, was du in Bezug auf die Fakten fühlst und was dich dabei innerlich wirklich bewegt. Du kannst dich hinter Fakten verstecken, und das erfüllt eine wichtige emotionale Schutzfunktion. Objektive Daten können eine hervorragende Abwehrmauer gegen Gefühle bilden. Allerdings bezahlst du für diesen Schutz einen hohen Preis, denn das, was dich wirklich bewegt, sich in deinem Herzen regt und dir wirklich wichtig ist, bekommt keinen Raum.

Das ist auch der Grund, warum es dir nach einem faktenorientierten Streitgespräch mit einem lieben Menschen nicht besonders gut geht. Denn deine Gefühle und Emotionen – das, was dich bewegt oder aufregt, dein Gefühl der Vernachlässigung oder Hoffnungslosigkeit – haben in einem solchen Gespräch keinen Platz. Wenn du nur Fakten lieferst, bekommst du auch nur Fakten zurück, lediglich anders gewichtet. Dein Gegenüber kann deine Not nicht sehen, sondern erstickt dich in einer weiteren Flut von Fakten.

Das führt oft zu verzweifelten Situationen, in denen du der anderen Person genau das vorwirfst: *»Du siehst mich nicht! Du verstehst mich nicht!«* Dabei vergisst du, dass sie dich gar nicht sehen *kann*, wenn du dich nicht zeigst, und dich nicht verstehen *kann*, wenn du nicht über das sprichst, was dich bewegt. Jedes nicht ausgesprochene Gefühl und jeder nicht geteilte Gedanke wirkt wie ein Schleier, der sich zwischen euch legt. Mit der Zeit, wenn sich Schleier auf Schleier legt und die trennende Schicht immer dicker wird, könnt ihr einander nicht mehr erkennen.

In diesem Zustand versuchen die meisten Menschen ihre Partnerschaft zu leben. Es ist leicht nachzuvollziehen, dass sich Menschen in solchen Beziehungen einsam, ungesehen, unverstanden und ungeliebt fühlen. Argument um Argument wird vorgebracht, aufgezählt, was in der Vergangenheit war, und darüber spekuliert, dass es auch in der Zukunft immer so sein wird. Dabei wird vergessen, das zu betrachten und zu thematisieren, worum es so dringlich geht: um die inneren Landschaften, die Gefühle, Gedanken, Bedürfnisse, Wünsche und Ängste. Eine Trennung und ein neuer Partner scheinen dann der einzige Weg zu sein, doch noch wahre Verbindung und Erfüllung finden zu können.

Doch wenn sich am Kommunikationsverhalten nichts ändert, ist das Auseinanderdriften und Scheitern auch der nächsten Beziehung vorprogrammiert.

Dass du heute selten den Mut hast, dich zu zeigen und aufrichtig von dir zu erzählen, ist in deiner Prägezeit begründet. Wenn du dich als kleines Kind authentisch und mit deinen Bedürfnissen gezeigt hast und das, was du fühltest und dachtest, gesagt hast, war die Reaktion darauf meist nicht ermutigend, sondern verletzend. Vielleicht wurdest du ausgelacht, gedemütigt oder ignoriert. Wenn das immer wieder passiert ist, hast du verinnerlicht, dass es sicherer ist, das, was in dir vorgeht, für dich zu behalten. Du musstest lernen, dich zu verschließen und nur das zu sagen, von dem du hoffen konntest, dass es keine unangenehmen Folgen haben würde. Die abwertenden und verletzenden Reaktionen deiner Eltern haben dennoch Spuren in deinem Nervensystem hinterlassen und in dir die Überzeugung wachsen lassen, dass das, was du sagst, fühlst und denkst, falsch ist.

Es ist sehr verständlich, dass Menschen, die solche Erfahrungen machen mussten, fortan alles tun, um nicht wieder in Situationen zu geraten, in denen sie erneut verletzt werden könnten. Also errichten sie einen mentalen Schutzraum, in dem sie sich bevorzugt aufhalten und der von Fakten, Daten, Zahlen und Statistiken bestimmt wird. So können sie anderen Menschen auf dem sicheren Boden von Sachverhalten begegnen, ohne sich auf das unsichere Gebiet von Gefühlen begeben zu müssen. In der Außenwelt finden Gefühle so wenig statt, dass es gar nicht auffällt, wenn sie in der Begegnung und im Gespräch fehlen. Alles, was nicht genutzt wird, verkümmert, und so verlieren diese Menschen den Zugang zu ihren eigenen Gefühlen, können sie immer weniger wahrnehmen und fühlen sich verunsichert und unbehaglich, wenn sie sich damit konfrontiert sehen, zum Beispiel in einer Auseinandersetzung mit dem Partner.

WIE FUNKTIONIERT DIE TRAUMASENSIBLE KOMMUNIKATION?

Die heilende und transformierende Kraft der Traumasensiblen Kommunikation liegt darin, dass du dich mit allem mitteilst, was in dir an Gefühlen, Körperempfindungen und Gedanken vorgeht.

Was du sagst, muss der anderen Person nicht unbedingt richtig erscheinen, und es braucht ihr auch nicht zu gefallen. Sie braucht auch keine »richtige« oder womöglich »therapeutische« Reaktion zu zeigen. Es reicht, wenn sie einfach zuhört. Dabei machst du die ganz neue und sehr wichtige Erfahrung, dass du sagen kannst, was du sagen willst, ohne dass die Welt untergeht und du dafür bestraft, gedemütigt oder lächerlich gemacht wirst. Du kannst erleben, dass du mit allem, was in dir ist, sein darfst, dass du nicht falsch bist, sondern alles in Ordnung mit dir ist. Auch wirst du durch diese Form der Kommunikation ein ganz neues und sehr erweitertes Verständnis für sogenannte Konfliktlösungen gewinnen, denn die Lösung eines Konfliktes besteht nicht notwendigerweise darin, den Konflikt inhaltlich zu lösen – die Lösung eines Konfliktes kann bereits darin bestehen, ihn zu kommunizieren. Das, was bisher durch die reine Faktenlage und unter Ausklammerung aller emotionalen Elemente zu verhärteten Standpunkten und verfeindeten Lagern geführt hat, kann nun durch das Kommunizieren der mit den Fakten verbundenen Gefühle weich, fließend und verbindend werden. Und selbst wenn es keine faktische Lösung des Problems gibt, so lässt sich die Situation durch das Erleben einer Gemeinsamkeit und Verbundenheit deutlich leichter ertragen.

Dieses Erleben ist heilender Balsam für dein Nervensystem, denn eine der vielen Traumafolgen ist ein negatives Selbstbild. Traumatisierte Menschen gehen davon aus, dass alle anderen klüger und besser sind als sie selbst. Sie leiden unter der Überzeugung, nicht gut genug zu sein, und glauben, anders und besser sein zu müssen, um Aufmerksamkeit und Liebe erfahren zu dürfen. Deshalb halten sie alles zurück, was ihre wahren Gefühle und Gedanken zum Ausdruck bringen könnte, weil sie hoffen, auf diese Art ihre vermeintlichen Defizite zu verbergen. Sie tragen 24 Stunden am Tag und sieben Tage die Woche eine Maske, um ihr wahres Wesen zu verbergen und damit zu verhindern, dass sich andere entsetzt abwenden. Die Maske dient dazu, trotz ihrer Fehler und Mängel, von denen sie zutiefst überzeugt sind, in Beziehung sein und geliebt werden zu können.

Wenn in der Prägezeit dein Überleben dadurch gesichert war, dass du nur das sagst, was den Wertemodellen, Wünschen und Erwartungen deiner Eltern entsprach, hat dein Nervensystem genau dies verschaltet: Es ist sicher, wenn du dich selbst und deine Wünsche verleugnest, und unsicher bis lebensgefährlich, wenn du dich authentisch verhältst und sagst, was du meinst, denkst und fühlst. Dass es unter solchen Voraussetzungen schwierig bis unmöglich ist, erfüllte Beziehungen einzugehen, aufzubauen und zu halten, ist leicht nachvollziehbar. Dein Nervensystem braucht also neben der Regulationsarbeit des neurogenen Zitterns zwingend neue und positive Erfahrungen, um deine alten Überlebensstrategien nach und nach abzulösen und einem freien Gestalten Platz zu machen.

Die Traumasensible Kommunikation ist dafür eine wertvolle und schnell transformierende Technik, denn wenn du dich mit ihrer Hilfe im Gespräch und im Zusammensein mit anderen Menschen endlich als sicher wahrnehmen kannst, wird dein ventraler Vagus aktiviert, Entspannung stellt sich ein, und genau diese Entspannung braucht dein Nervensystem, um neue neuronale Netzwerke zu bilden.

ANLEITUNG FÜR DIE TRAUMASENSIBLE KOMMUNIKATION

Wie bei jeder Technik gibt es auch bei der Traumasensiblen Kommunikation einige wichtige Regeln, die du berücksichtigen solltest, damit sich das heilende Potenzial voll entfalten kann und Frustrationen vermieden werden.

1. Du praktizierst die Traumasensible Kommunikation ausschließlich mit Menschen, mit denen du Kontakt aufnehmen oder bestehende Beziehungen vertiefen möchtest.
2. Du bleibst bei dir und deinen eigenen Gefühlen und Gedanken, denen du Ausdruck gibst.
3. Das gelingt dir, indem du in sogenannten »Ich-Botschaften« kommunizierst. Statt zu behaupten: *»Immer weichst du Gesprächen mit mir aus«*, kannst du zum Beispiel sagen: *»Ich habe den Eindruck, du möchtest jetzt nicht mit mir sprechen. Stimmt das?«*
4. Es ist sinnvoll, drei Ebenen in die Kommunikation einzubinden: Gedanken, Körperempfindungen und Gefühle.

   Beispiel Gedanken: *»Ich denke, dass ich jetzt, in unserem Gespräch, unbedingt alles richtig machen muss und alles gut erklären muss.«*

   Beispiel Körperempfindungen: *»Mein Magen ist verkrampft und meine Handflächen sind feucht. Meine Beine sind angespannt. Meine Atmung ist flach.«*

   Beispiel Gefühle: *»Ich fühle mich unsicher und auch ein bisschen ängstlich. Ich fühle mich verletzt. Ich fühle mich traurig.«*

   Diese Betrachtung auf drei Ebenen kann dich bei einer möglichst präzisen »Zustandsbeschreibung« unterstützen. Die Genauigkeit hilft dir dabei, dich selbst besser wahrzunehmen, und sie hilft deinem Gegenüber, sich ein differenziertes Bild von dir zu machen.

5. Im öffentlichen Raum (Behörden, Bank, Supermarkt, Restaurants) geht es in der Regel nicht um Heilung, sondern um Schutz. Du begegnest dort fremden Menschen, deren Verhalten du nicht einschätzen kannst. Deshalb solltest du dort keine Traumasensible Kommunikation anwenden und keine emotionalen Offenbarungen machen, sondern die Sprache nutzen, um dich zu schützen. Stell dir zum Beispiel vor, du möchtest bei einer Bank einen Kredit aufnehmen. Hier geht es darum, dieses Anliegen möglichst reibungslos über die Bühne zu bringen. In diesem Kontext ist es nicht sinnvoll, dem Sachbearbeiter von deinen Zweifeln zu erzählen, dass dir die Höhe des Kredits ein wenig unangenehm ist, dass es nicht garantiert ist, dass du deinen Arbeitsplatz behalten kannst, und deshalb befürchtest, dass du die regelmäßigen Rückzahlungen womöglich nicht leisten kannst. Diese emotionalen Offenbarungen würden dir und deinem Anliegen nicht dienen. In einer solchen Situation geht es nicht um Gefühle, Gedanken und Körperempfindungen, sondern darum, deine Absicht, nämlich die Bewilligung eines Kredits, sachlich und faktisch nachvollziehbar darzulegen.
6. Bis auf sehr wenige Ausnahmen empfiehlt es sich auch nicht, die Traumasensible Kommunikation mit der Herkunftsfamilie zu praktizieren. Auch hier geht es eher darum, dass du dich schützt. Vergegenwärtige dir bitte, dass es ja deine Eltern waren, die dich traumatisiert haben. Sie sind dafür verantwortlich, dass dein autonomes Nervensystem in die Dysregulation gekommen ist. Es ist nicht ihre Schuld, aber dennoch ihre Verantwortung.

   Nur sehr selten sind Eltern bereit und in der Lage, zuzugeben, dass nicht alles, was sie getan haben, gut für dich war. Fast alle Eltern verschließen sich der Tatsache, dass sie Fehler gemacht haben, und können sich der erlebten Realität und der Sichtweise ihrer Kinder nicht öffnen. In der Regel rechtfertigen sie auch nachträglich alles, was geschehen ist. Sie beharren auf der Richtigkeit ihres Verhaltens und sind nicht bereit oder in der Lage, sich deinem Erleben zu öffnen. Immer, wenn du wieder in diese ganz bestimmte Atmosphäre deines Elternhauses eintauchst und du mit den bekannten Reaktionen, Vorwürfen, Forderungen und Erwartungen deiner Eltern konfrontiert wirst, werden alte Wunden berührt, du fügst deinen bereits vorhandenen Verletzungen weitere hinzu und retraumatisierst dich.

Um zu heilen, brauchst du ein Umfeld, das dafür geeignet ist, das dich unterstützt, dir wohlgesinnt ist, dich respektiert und dir guttut. Wenn du das in deiner Herkunftsfamilie nicht erleben kannst, ist es sehr wichtig, dass du dich dort schützt. Du solltest dir auch überlegen, ob der Kontakt zu deinen Eltern wirklich so häufig stattfinden muss. Du kannst sogar in Betracht ziehen, den Kontakt ganz abzubrechen, vielleicht auch nur für eine bestimmte Zeit.

Wenn du mit deinen Eltern zusammen bist, kannst du dich schützen, indem du ihnen nichts von deinem inneren Erleben erzählst. Offenbare deinen Eltern nicht deine Gefühle, sondern wähle unverfängliche und oberflächliche Themen. Falls du dennoch Angriffe und Übergriffe erlebst, können dir bestimmte Formulierungen helfen, diese Attacken zu stoppen, zum Beispiel: *»Das sehe ich anders.«* Und: *»Darüber möchte ich nicht sprechen.«* Wenn du merkst, dass es dir zu viel wird, kannst du natürlich auch jederzeit und ohne Begründung oder Rechtfertigung gehen.

7. Vielleicht hast du am Arbeitsplatz Kolleginnen oder Kollegen, mit denen du auch privat verbunden bist oder zu denen du dich hingezogen fühlst. In diesem Fall kannst du ausprobieren, ob die Traumasensible Kommunikation zu einer Vertiefung eurer Verbindung führt. Teile deiner Kollegin ein wenig von dir selbst mit und beobachte, wie sie darauf reagiert. Geht sie wertschätzend und respektvoll mit dem um, was du ihr anvertraut hast? Dann kannst du ein bisschen mehr von dir erzählen, wieder

wahrnehmen, wie sie darauf reagiert, und so die Kommunikation behutsam ausbauen.

Wenn dir deine Kolleginnen oder Kollegen eher unangenehm sind, gilt erneut, dass du dich schützen musst. Sich schützen heißt in diesem Zusammenhang auch, dass du Gespräche an der Oberfläche hältst. Du bist freundlich, aber unverbindlich, und redest über Belanglosigkeiten wie das Wetter, das Essen oder einen Film. Du gibst nichts Wichtiges von dir preis und stellst auch deinerseits keine tiefer gehenden Fragen.

Fallbeispiel: Susanna

Susanna kam mit starken Selbstwertzweifeln, Depressionen und verschiedenen körperlichen Symptomen in meine Praxis. Sie konnte gar nicht verstehen, warum es ihr so schlecht ging, denn sie führte ein äußerlich erfolgreiches Leben und hatte alles, was sie sich früher erträumte.

Susanna war seit 15 Jahren mit ihrem Mann Benjamin verheiratet, der eine verantwortungsvolle Position im Management eines großen Unternehmens innehatte. Sie selbst arbeitete an drei Vormittagen in einer Kanzlei, sodass ihr genügend Zeit blieb, sich um das Haus und ihr gemeinsames Kind, den 13-jährigen Ole, zu kümmern. Die Familie wohnt in einem großen Haus, hat eine Haushälterin, fährt regelmäßig in den Urlaub und pflegt einen Lebensstil ohne finanzielle Sorgen.

Dennoch fühlte sich Susanna merkwürdig leer und unzufrieden. Sie konnte sich nicht an den schönen Dingen, die sie umgaben, erfreuen, und hatte deshalb ein sehr schlechtes Gewissen. Sie konnte sich selbst nicht verstehen, fühlte sich undankbar und vermochte trotz aller Bemühungen nichts an ihrer Gefühlslage zu verändern. Sie hatte sogar einige Zeit ein Dankbarkeitstagebuch geführt und sich mit den Einträgen Mühe gegeben, aber auch das hatte an der Taubheit und Leere in ihr nichts ändern können. Besonders schlimm war für sie, dass sie keine Liebe für ihren Sohn empfinden konnte. Sie wusste zwar, dass sie ihn liebte, aber sie konnte es nicht fühlen und hielt sich für die kälteste aller Rabenmütter.

Auch im Beisammensein mit ihrem Mann konnte sie keine warmen Gefühle der Verbundenheit spüren. Sie hatte eher Angst vor ihm, da sie sich ihm unterlegen fühlte. Sein Verhalten bestätigte ihr Gefühl. In Fragen des täglichen Lebens machte er immer wieder deutlich, dass seine Ansicht auf einer klugen Analyse des Weltgeschehens beruhe und sie gut beraten sei, sich seiner Meinung anzuschließen. Er fragte Susanna kaum nach ihrer eigenen Einschätzung, weil er sie für naiv und ihre Sicht für nicht fundiert hielt. An seiner Seite fühlte sie sich dumm und kindisch.

Als Susanna sich durch das therapeutische Geschehen und das neurogene Zittern gut stabilisieren konnte, wollte sie mit der Traumasensiblen Kommunikation beginnen. Nach einiger Zeit fand Susanna den Mut, ihrem Mann zu sagen, dass sie gern eine neue Form der Kommunikation ausprobieren wolle, und fragte ihn, ob er damit einverstanden sei. Er war verblüfft und wirkte nicht begeistert. Er meinte auch, dass er sich in seinem eigenen Haus ja wohl nicht den Mund verbieten lasse. Es gelang Susanna, gefasst zu bleiben und sich nicht abschrecken zu lassen, und erklärte ihm, dass er dafür nichts Besonderes tun müsse.

Dann nahm sie alle Kraft zusammen, um Benjamin zu fragen, ob er überhaupt noch an ihr als Mensch und an Gesprächen mit ihr interessiert sei. Benjamin stutzte, denn derart klare und grundsätzliche Fragen kannte er nicht von Susanna. Er machte zwar ein paar spöttische Bemerkungen, gab ihr dann aber zu verstehen, dass ihm die Beziehung zu ihr etwas bedeute und er bereit sei, zu sehen, was auf ihn zukomme.

Nach Benjamins Zustimmung wandte Susanna an, was sie gelernt hatte, nämlich nicht nur Fakten auszutauschen, sondern auch zu erzählen, wie sie sich dabei fühlte. Wenn die beiden sich jetzt über Themen unterhielten, bei denen sie unterschiedlicher Meinung waren, verstummte Susanna nicht mehr wie früher. Sie hörte Benjamins Ausführungen zu und fragte ihn anschließend, ob er auch an ihrer Sicht der Dinge interessiert sei. Er war verwundert, stimmte aber zu, und sie führte ihre Meinung aus. Natürlich war sie anfänglich sehr unsicher und aufgeregt, aber sie schaffte es trotzdem, ihre Sichtweise zu formulieren und mit Benjamin vor allem darüber zu sprechen, wie unreif und unfähig sie sich angesichts seiner festen Standpunkte fühlte. Benjamin reagierte zunächst abwehrend, merkte aber bald, dass es Susanna nicht darum ging, ihn zu kränken. Das half ihm, ihr weiter zuzuhören.

Er konnte nun durch Susannas Ausführungen verstehen, dass sie sein Wissen und seine Kenntnisse kaum noch bewundern konnte, weil sie sich eingeschüchtert und in die Ecke gedrängt fühlte. Susanna gestand ihrem Mann, dass sie sich angesichts seiner Kompetenz und seines Wissens klein, dumm und orientierungslos fühle. In der Therapie hatte Susanna erkannt, dass ihr diese Gefühle aus ihrer Kindheit zutiefst vertraut waren. Ihre Überlebensstrategie während der Prägezeit bestand darin, ihre Meinung nicht zu äußern, sich anzupassen und darauf zu achten, nichts zu sagen oder zu tun, was zu Meinungsverschiedenheiten hätte führen können. Ihr Nervensystem hatte also als »sicher« verschaltet, wenn sie nichts sagte, und als »gefährlich«, wenn sie sich ausdrückte. Diese Erkenntnisse teilte sie Benjamin mit. Er war erstaunt über diese Zusammenhänge, fand sie aber auch sehr interessant. Denn in seiner Prägezeit hatte er von seiner Herkunftsfamilie gelernt, dass es für ihn am sichersten ist, wenn er sachlich auftritt, am besten alles unter Kontrolle hat, seine Gefühle nicht zeigt, denn »Indianerherz kennt keinen Schmerz«, und sich über Leistung definiert. Das war seine Überlebensstrategie, und die hatte sein Nervensystem verschaltet.

Die jeweiligen Überlebensstrategien von Benjamin und Susanna passen perfekt zueinander: auf der einen Seite Nüchternheit, Kompetenz und bestimmtes Auftreten – auf der anderen Seite Kooperationsbereitschaft, Zurückhaltung und Genügsamkeit.

Durch die Traumasensible Kommunikation lernten Susanna und Benjamin sich auf eine Weise kennen, die für beide neu war. Es gelang ihnen immer besser, sich dem jeweils anderen auf einer tiefen Ebene mitzuteilen, und beide genossen die dadurch entstehende Vertiefung ihrer Beziehung sehr. Zum ersten Mal in ihrem Leben konnte Susanna Gespräche nicht als belehrend, bestrafend oder demütigend wahrnehmen, sondern sich mit allem, was in ihr ist, angenommen fühlen.

Zu Susannas großer Freude veränderten sich auch ihre Gefühle für Ole – es gab nun Momente, in denen sie die Liebe zu ihrem Sohn ganz deutlich spürte. Sie war überglücklich und auch ein bisschen verblüfft über die präzise Funktionsweise ihres autonomen Nervensystems, die sie jetzt verstehen konnte: Solange Susannas Nervensystem im Überlebensmodus war, hatte sie keine Möglichkeit, positive Gedanken zu denken und angenehme Gefühle zu empfinden, was dem Überlebensmodus ja auch gar nicht angemessen wäre. Stattdessen litt sie, dem Überlebensmodus entsprechend, unter Hoffnungslosigkeit, Sinnlosigkeit und Leere. Nun, da sich ihr Nervensystem durch das neurogene Zittern bereits etwas reguliert hatte, konnten sich diese dunklen Gefühle allmählich verändern, und Susanna empfand zunehmend Freude, Liebe und Sinnhaftigkeit.

Was Susanna und Benjamin in den 15 Jahren ihrer Ehe erlebten, steht stellvertretend für viele Partnerschaften. Aufgrund von Traumafolgen begegnen sich nicht zwei bewusste und freie Menschen, sondern zwei dysregulierte Nervensysteme, die sich mit ihren unbewussten Überlebensstrategien gegenseitig triggern. Das, was man bis jetzt vom anderen kennengelernt hat, muss keineswegs seinem wahren Wesen entsprechen, sondern können seine im Nervensystem verschalteten Muster, Prägungen und Anpassungsleistungen sein. Es ist nicht verwunderlich, dass unter solchen Vorzeichen kein echter Kontakt, keine tiefe Begegnung und keine wahre Nähe entstehen können.

Um aus diesen eingefahrenen Bahnen herausfinden und deine Beziehungen lebendiger und erfüllter gestalten zu können, hilft dir neben dem neurogenen Zittern die Erkenntnis, dass du weder dich selbst noch deinen Partner in der Tiefe kennst. Diese Einsicht kann erschütternd sein, aber sie kann dich auch neugierig machen auf dich selbst, auf den Menschen, mit dem du zusammenlebst, auf andere Menschen und auf ein Leben jenseits von Traumastrukturen. Die Traumasensible Kommunikation kann dir auf deinem Weg eine wertvolle Unterstützung sein.

Kapitel 10

HEILUNG BRAUCHT EINEN NEUEN BEZIEHUNGSKONTEXT

Von Stephen Porges stammt die sehr klare Aussage: »*Bindung ist ein biologischer Imperativ.*« Diese wenigen Worte haben es in sich, denn sie drücken die Tatsache aus, dass Menschen hochsoziale Bindungswesen sind, die sich aufeinander beziehen, Kraft in der Verbundenheit finden und darunter leiden, wenn sie sich isoliert, ausgegrenzt und einsam fühlen.

Im Gegensatz zu den sich selbst genügenden Reptilien ist für alle Säuger, zu denen der Mensch von seiner biologischen Struktur her gehört, die Beziehungsebene von basaler und essenzieller Bedeutung. Die Aussage von Stephen Porges steht allerdings in krassem Widerspruch zu den Empfehlungen der spirituellen Szene. Dort hört und liest man von verschiedenen Gurus ähnliche Aussagen darüber, nach welchen Kriterien man sein Leben am besten gestalten solle, um Leid zu vermeiden und Glück zu schaffen.

Alle spirituellen Lehrer erklären übereinstimmend, dass alles, was du willst und brauchst, bereits in dir ist. Du sollst also nicht im Außen nach Frieden, Liebe, Glück, Erfolg und Harmonie streben, sondern diese Werte als Schatz begreifen, den du nur in dir selbst finden kannst. Beschäftigst du dich hingegen mit äußeren Dingen, wie zum Beispiel mit deiner Arbeit, deiner Wohnsituation, deiner Karriere und deinen Finanzen, behinderst du dich selbst, weil du damit deine Energie in Bahnen lenkst, die dich nicht zum Glück führen. Die Botschaft lautet, dass du dich vom Getriebe der Welt mit ihren Äußerlichkeiten nicht beeindrucken und ablenken lassen solltest, sondern deine Aufmerksamkeit nach innen lenken musst, um dort all das zu finden, was du dir wünschst und ersehnst.

Für zwischenmenschliche Beziehungen, wie etwa die Begegnung mit deinen Eltern, deinen Freunden, deinen Kollegen, Geschwistern oder Sportpartnern, gilt das gleiche Prinzip: Du sollst dich unabhängig von den Meinungen, Einstellungen und Reaktionen anderer Menschen machen. Wenn jemand anderes deine Grenzen missachtet und überschreitet, dich verbal und emotional verletzt, dich womöglich betrügt und ausnutzt, soll dir das wie ein Spiegel sein, in dem du deine eigenen Fehler erkennen kannst. Du sollst dann deine Aufmerksamkeit nicht auf das Tun dieser anderen Menschen richten, und auch nicht versuchen, eine Klärung oder Veränderung herbeizuführen, sondern die Handlungen und Reaktionen anderer als etwas betrachten, das Wesentliches über dich selbst aussagt. So soll dein inneres Gleichgewicht stabil bleiben, egal, was um dich herum geschieht.

Genau das ist auch in den Ratgebern der esoterisch-spirituellen Selbsthilfeliteratur zu lesen: Finde erst Frieden in dir selbst, bevor du erwarten kannst, im Frieden mit deinen Mitmenschen zu leben. Auch musst du dir erst selbst Wertschätzung und Achtung entgegenbringen, bevor du sie durch andere erfahren darfst. Und vor allem musst du dich erst selbst lieben, bevor du die Liebe eines anderen Menschen erwarten und empfangen kannst. In der Konsequenz ist es dann sogar völlig egal, wen du heiratest – so auch der Titel eines bekannten Buches –, denn wenn du dich selbst nicht lieben kannst, wird es auch dein Ehepartner nicht tun. Bist du aber andererseits in der Lage, dich selbst zu lieben, winkt die Belohnung, dass dir dann auch das missachtende und verletzende Verhalten deines Partners nichts anhaben kann, weil du ja stabil in deiner Selbstliebe ruhst.

Für traumatisierte Menschen mit einem dysregulierten Nervensystem sind diese Aussagen nicht nur falsch, sondern auch hochgefährlich, weil sie ein Heilungsgeschehen erschweren oder sogar verhindern.

Die Aussage von Stephen Porges, dass Bindung ein biologischer Imperativ sei, muss auch für eine gelingende Traumatherapie als verbindlich angesehen werden. Denn in der Therapie von Bindungs- und Entwicklungstraumatisierungen gilt die unverhandelbare und alternativlose Regel, dass Wunden, die im Beziehungskontext mit der Herkunftsfamilie entstanden sind, nur in einem neuen Beziehungskontext heilen können. Anders ausgedrückt: Es ist schlicht unmöglich, Bindungstraumatisierungen allein und im Rückzug zu heilen.

Die Verletzungen, die du durch Menschen erlitten hast, können nur dadurch heilen, dass du mit anderen Menschen andere und bessere Erfahrungen machst. Wenn du dich stattdessen in die Isolation zurückziehst und Kontakte meidest, ist damit zwar deine Sicherheit gewährleistet und du bist vor neuen Verletzungen geschützt, doch die alten Verletzungen bleiben ungeheilt. Wunden, die nicht versorgt werden, schmerzen weiter und werden größer. Offene Wunden lassen nur ein sehr eingeschränktes Leben zu, denn ein Lebensfundament braucht festen und stabilen Boden. Wenn du dein Fundament um die Wunden herumzubauen versuchst, dann entsteht ein Lochmuster – wie bei einem Schweizer Käse, der stellenweise mehr Löcher als Käse hat. So kann kein tragfähiges Fundament entstehen, auf dem sich dein Leben kraftvoll entfalten kann.

Das Erleben von Betti, die durch ihren Mann immer wieder mit den Wunden ihrer Kindheit konfrontiert wird, ist ein gutes Beispiel dafür, dass Ausblenden, Entschuldigen und Rationalisieren nicht zur Heilung führen können.

Fallbeispiel: Betti

Als die 48-jährige Betti Kontakt mit mir aufnahm, litt sie unter diversen Nahrungsmittelunverträglichkeiten, Hausstaub- und Pollenallergie, Neurodermitis und chronischer Gastritis. Ihre Leber konnte nicht gut entgiften, was ihre Beschwerdebilder verstärkte. Sie hatte mehrere Therapien hinter sich, von denen sie meinte, dass sie ihr allesamt nichts gebracht hätten, und obwohl sie ein gläubiger Mensch war, fand sie auch in der Spiritualität keinen Ausweg aus ihrem Leiden. Sie wusste nicht mehr weiter, fühlte sich orientierungslos und hielt sich für einen hoffnungslosen Fall.

Betti befand sich fast ausschließlich im Zustand der Unterwerfung, der sogenannten »fawn response« (Bambi-Reflex). Das ist eine Überlebensstrategie, die darin besteht, sich anderen Menschen gegenüber unterwürfig zu zeigen, ihnen zu schmeicheln und sich anzubiedern. Dadurch kann es gelingen, Konflikte zu vermeiden und Sicherheit herzustellen.

Betti bewegte sich mit Kooperationsbereitschaft, Dienstbarkeit und bedürfnisloser Anpassung durch ihren Alltag. Sie lebte mit ihrem Mann Rudolf gemeinsam in dessen Haus. Ihre Selbstablehnung und Minderwertigkeitsgefühle waren so ausgeprägt, dass sie nicht nur versuchte, sich möglichst unsichtbar zu machen, sondern auch kaum wagte, etwas zu essen, um ihrem Mann ja nichts wegzunehmen. Vor allem, wenn sie etwas Besonderes und Teures zubereitete, achtete sie darauf, dass ihr Mann den größten Teil erhielt. Rudolf war 15 Jahre älter als Betti. Seine Beziehung zu Betti war geprägt von seinen sorgsam errichteten Machtstrukturen, die er unter anthroposophischem und humanistischem Gedankengut gut zu verbergen wusste. Betti war es gewohnt, dass ihr Mann ausschließlich um seine eigenen Bedürfnisse und Themen kreiste. Wenn Betti aber doch einmal persönliche Nöte ansprach und seinen Rat suchte, lehnte er mit hunderterlei Begründungen ab und nahm ihr Anliegen als Steilvorlage, um ihr ausführlich und in allen Einzelheiten ihre weltfremde Dümmlichkeit vorzuwerfen. Wenn sie ihn, was ohnedies sehr selten vorkam, um etwas bat, zum Beispiel eine dringende Reparatur am Haus, versprach er zwar leichthin, sich darum zu kümmern, tat es aber nie. Fragte Betti irgendwann nach, reagierte er ungehalten und führte aus, dass sie keinerlei Ansprüche habe, denn es sei ja schließlich sein Haus und nicht ihres.

Betti lebte wie Aschenputtel. Sie besaß nur wenige und meist schäbige Kleidungsstücke und zog gern die Sachen an, die Rudolf aussortierte, denn so musste sie kein Geld für sich ausgeben. Ihre chronischen Selbstwertzweifel konnten durch bestimmte Auslöser in Anfälle von akutem Selbsthass umschlagen, und wenn Rudolf sie demütigte, ignorierte oder schlecht behandelte, schämte nicht er sich, sondern Betti war todunglücklich. Denn sie war es ja schließlich, die ihn dazu gebracht hatte, so zu reagieren. Wäre sie doch nur anders, besser und wertvoller, dann müsste sie Rudolf nicht derart aufregen.

Bei jedem seiner Angriffe war sie davon überzeugt, dass sie es verdient hatte, und wenn er einmal freundlich zu ihr war, festigte das ihr Bild von seiner Großzügigkeit und menschlichen Reife. Was auch immer Rudolf ihr antat – stets fand Betti eine Entschuldigung für ihn, mit der sie begründen konnte, dass eigentlich sie diejenige war, der man die Schuld geben müsste.

In Bezug auf ihre Eltern, die sie und ihre Geschwister schwer traumatisiert hatten, verfuhr Betti nach dem gleichen Prinzip: Ihre Eltern waren herzensfeine Menschen, die alles in ihrer Macht stehende getan hatten, damit es den Kindern gut ging. Nur leider war das Verhalten der Kinder wirklich störend und strafwürdig, und außerdem waren die gesamten Umstände so schwierig, dass die Eltern ihre Herzensreinheit unmöglich zeigen und anwenden konnten.

Auf meine Empfehlung hin begann Betti mit dem neurogenen Zittern, was ihr Körper anfänglich kaum zulassen konnte. Betti interpretierte das sofort wieder als ihr persönliches Versagen und beschimpfte sich selbst dafür, dass sie aber auch wirklich gar nichts hinbekomme. Durch meine Erklärungen verstand sie dann aber, dass der Körper das Zittern nur in Sicherheit freigibt, und so musste sie sich eingestehen, dass sie sich in ihrem Zuhause nicht sicher und nicht einmal daheim fühlte. Vielmehr fühlte sie sich gnadenhalber geduldet und versuchte deshalb, so wenig Platz wie möglich einzunehmen.

Durch das Zittern gewann sie nach einiger Zeit eine Stabilität, die ihren Blick für eine sehr schmerzhafte Erkenntnis weitete. Als kleines Mädchen, dessen Leben ja von den Eltern abhing, wäre es ihr nicht möglich gewesen, die Eltern als vernachlässigend, ungerecht und lieblos wahrzunehmen. Damit hätte sie sich den lebenswichtigen Zugang zu ihnen versperrt und niemanden mehr gehabt, an den sie sich vertrauensvoll wenden konnte. Also fand Betti eine Überlebensstrategie, die darin bestand, sich selbst die Schuld für alles zu geben. Sie richtete sich gegen sich selbst, und das erlaubte ihr, die Eltern weiterhin als fürsorglich und beschützend erleben zu können. Denn nur im Vertrauen auf die Eltern ist einem Kind der Weg ins Leben möglich. Und wenn sie selbst falsch und schlecht war, konnte sie sich dieses Vertrauen bewahren, denn dann hatten die Eltern natürlich allen Grund, sie nicht zu lieben.

Bettis Nervensystem hatte also verschaltet, dass es lebensgefährlich ist, ihr nahestehende Menschen kritisch zu sehen und deren Lieblosigkeiten wahrzunehmen und zu benennen. Als überlebenssicher hatte ihr Nervensystem hingegen verschaltet, Fehler und Irrtümer ausschließlich bei sich selbst zu suchen und auftretende Probleme als eigenes Versagen zu betrachten.

Mit diesen Erkenntnissen machte Betti in der Therapie schnelle Fortschritte. Sie traute sich jetzt auch, manchmal kleine Auszeiten ohne ihren Mann zu nehmen, und fuhr alleine auf Seminare, in Kureinrichtungen oder besuchte Freunde. Sie merkte bald, dass es ihr deutlich besser ging, wenn sie nicht zu Hause war. Kaum kehrte sie nach ihren Ausflügen mit schönen Eindrücken und gestärkt wieder zurück, dauerte es keine Woche, bis sie sich wieder einen Infekt einfing, depressiv wurde und sich innerlich ganz leer fühlte.

Im Laufe eines Jahres gelang es Betti ganz langsam und zögerlich, sich der Tatsache zu öffnen, dass ihr Mann und das von ihm dominierte Umfeld nicht dazu beitrugen, dass sie sich besser fühlte. Zwar versuchte sie, ihre Situation so zu rationalisieren, dass es so etwas wie ein »optimales« Umfeld ohnehin nicht gebe, dass jede Beziehung auch ihre Schattenseiten habe und dass jede Form der Lebensführung Probleme und Herausforderungen mit sich bringe, die es zu bewältigen gelte. Aber Betti merkte immer mehr, dass diese relativierende Sichtweise ihren Empfindungen nicht gerecht wird und dass in solchen Erklärungsmodellen keine Erleichterung und Heilung zu finden ist.

Betti ist nach wie vor in meiner Begleitung und schöpft daraus Kraft und Zuversicht. Sie spürt mit jedem Tag deutlicher, dass sie in eine Entscheidung finden und ihr Leben ändern möchte, und ich wünsche ihr von Herzen, dass sie den Mut findet, sich nicht nur mit dem Wohlergehen anderer Menschen zu beschäftigen, sondern auch ihre eigenen Wünsche und Bedürfnisse in die Umsetzung zu bringen.

Kapitel 11

DIE BEDEUTUNG VON FREUDE FÜR DIE HEILUNG

In einer gelingenden Traumaarbeit gibt es zwar einige wichtige Grundprinzipien und einzuhaltende Regeln, dennoch ist Heilung nicht nur eine Sache der Vernunft. Vielleicht überrascht dich das? Die meisten Menschen, mit denen ich arbeite, sind jedenfalls sehr verwundert, wenn sie im Laufe ihrer Therapie erfahren, dass »Vernunft« zwar eine große Rolle spielt und dass geeignete Ernährung, ausreichend Schlaf, zuträgliche Tagesroutinen und strukturierte Therapiepläne wichtig sind, aber für die Heilung nicht ausreichen.

Sehr viele Menschen, die zu mir kommen, haben sich ein beeindruckendes Regelwerk errichtet und sich diszipliniert und konsequent an alle verordneten oder selbst auferlegten Vorschriften gehalten. Sie sind verständlicherweise ratlos und entmutigt, wenn es ihnen trotzdem nicht besser geht.

So spielt für viele Menschen eine Diät nach Anthony William eine große Rolle, unter anderem auch deshalb, weil Entgiftungsstörungen der Leber ein weitverbreitetes Traumafolgesymptom sind, das viele weitere Beschwerden nach sich zieht und auf das Anthony William mit seinen verschiedenen Detox-Kuren und einer speziellen Ernährungsform eingeht. Sehr vielen Menschen leuchtet der gesundheitliche Aspekt dieser Ernährungsweise ein, doch sie bemerken bald, dass die benötigten Zutaten recht teuer, die Zubereitung zeitintensiv und sehr aufwendig und die Gerichte nicht eben eine geschmackliche Offenbarung sind. Dennoch halten sie sich strikt an diese Diätform, nehmen dafür einiges an Arbeit in

Kauf, geben viel Geld aus und verzichten schließlich auch noch auf den Genuss beim Essen. Wenn sich dann trotz aller Disziplin ihre Beschwerden nicht oder nur wenig bessern, ist die Enttäuschung verständlicherweise sehr groß, und bei vielen verfestigt sich der Gedanke, dass bei ihnen wirklich nichts zu machen ist und sie ein hoffnungsloser Fall sind.

Wenn ein Heilungsverlauf stagniert, beginnen viele Menschen am Sinn ihrer Therapie zu zweifeln und meinen, sie bräuchten weitere Tools, mehr Informationen oder andere Therapieinhalte. Sie gehen dann auf die Suche nach zusätzlichem Input, sehen sich viele Beiträge auf *YouTube* an, buchen Seminare, beschäftigen sich mit Podcasts und werden durch die Fülle an Informationen, die sich zum Teil widersprechen, zusätzlich verwirrt und verunsichert.

Wenn nach anfänglich vielversprechenden Verbesserungen und trotz aller Vernunft der Genesungsfortschritt stagniert, liegt das sehr oft daran, dass etwas ganz Entscheidendes in dieser Lebensweise fast völlig fehlt: Freude.

Jochen ist ein gutes Beispiel dafür.

Fallbeispiel: Jochen

Jochen war lange Jahre CEO eines Elektrotechnikunternehmens. Er war beruflich ausgesprochen erfolgreich, verdiente viel Geld und ist nun seit einigen Jahren aufgrund seiner Erkrankung im Vorruhestand.

Er litt unter schweren Depressionen, hatte unzählige Therapien hinter sich, war auch mehrfach in psychiatrischen Kliniken, aber sein Zustand wurde im Laufe der Jahre immer schlimmer statt besser, und er galt als austherapiert.

Als Jochen in meine Praxis kam, konnte er kaum die Augen offen halten, weil er unter dem Einfluss schwerer Medikamente stand. Er sprach leise und nuschelnd, sodass ich große Mühe hatte, ihn zu verstehen. Eigentlich hatte er jede Hoffnung auf eine Veränderung seines Lebens aufgegeben, aber seine Frau hatte ihn überredet, Kontakt mit mir aufzunehmen. Er erwartete sich nichts von der Begegnung mit mir, von der Polyvagaltheorie hatte er noch nie gehört, und vor allem war er skeptisch und konnte sich nicht vorstellen, dass etwas so Simples wie das neurogene Zittern ihn in einen verbesserten Zustand bringen könnte. Es entspannte ihn ein wenig, als ich ihm erklärte, warum es nicht nötig ist, dass er an das Zittern »glaubt«, sondern es ausreicht, wenn er es einfach tut.

Durch seine berufliche Laufbahn war Jochen es gewohnt, viel zu recherchieren, Dinge zu überprüfen und zu erforschen. So widmete er sich nun dem Studium der Polyvagaltheorie und fand zunehmend Gefallen an dem, was er da las. Eine Erkenntnis löste die nächste ab, und Jochen konnte immer besser verstehen, warum seine bisherigen Therapien ihm nicht hatten helfen können. Plötzlich wurde ihm auch klar, warum der Sport, zu dem er sich jahrelang gezwungen hatte, nicht dazu führte, dass es ihm besser ging, sondern ihn regelmäßig aus seinem Stresstoleranzfenster geworfen hatte. Jochen verabscheute die kilometerlangen Läufe eigentlich und hatte sie nur aus Vernunftgründen absolviert. Diese Erkenntnis erschütterte Jochen ziemlich, denn er begriff, dass Vernunft nichts Neutrales und Objektives ist, das für jeden Menschen in genau gleicher Weise gilt und entsprechende Verhaltensweisen nach sich zieht. Auch die Vernunft muss in Bezug zur Individualität des eigenen Lebens gesetzt werden, und dass selbst etwas so Vernünftiges wie Sport einen bestimmten Rahmen braucht, um seine positive Wirkung entfalten zu können, war Jochen ganz neu.

Mit seiner Ernährung sah es ähnlich aus. Jochen aß nicht, worauf er Appetit hatte und was ihm schmeckte, sondern ernährte sich nach ausgeklügelten Tabellen, um präzise und genau die richtigen Mengen an Proteinen, Kohlehydraten, Spurenelementen, Mineralien und Vitaminen zu sich zu nehmen. Der Geschmack der Speisen spielte dabei keine Rolle. Das Aufstehen am Morgen fiel ihm ganz besonders schwer, denn nach einem vernünftigen Frühstück lag der Tag mit all den zweckmäßigen Programmen vor ihm, die für seine Gesundheit sorgen sollten, aber es fiel ihm immer schwerer, sie einzuhalten.

Als er im Laufe der Therapie von mir erfuhr, dass es etwas gibt, was die Vernunft als Begleitung unbedingt braucht, nämlich Freude, schaute er ebenso irritiert wie ungläubig. Sein Leben war von faktischen Kausalketten bestimmt, und Freude kam darin nicht vor. Als kleiner Junge wurde er mit allen materiellen Gütern versorgt, die er brauchte, wurde in exklusiven Privatschulen ausgebildet und bekam teure Hobbys finanziert, aber er empfing von seinen Eltern keine Liebe, sondern wuchs in der Kälte äußerer Korrektheit auf. Jochen war es gewohnt, sein Augenmerk auf das zu richten, was er planen, steuern, kontrollieren und koordinieren konnte. Freude erfüllte diese Voraussetzungen nicht, und Jochen hielt sie für etwas Überflüssiges, mit dem nicht so gut strukturierte Menschen wie er nur ihre Zeit verschwendeten. Es fiel ihm ausgesprochen schwer, Freude als eine Qualität anzuerkennen, die auch für sein Leben von Bedeutung war.

Jochen machte in der Therapie anfangs schnelle und deutliche Fortschritte. Er praktizierte diszipliniert das neurogene Zittern und notierte zufrieden in einem Heilungstagebuch die spürbaren Verbesserungen. Er zwang sich sogar dazu, wieder mit seiner Frau ins Gespräch zu gehen, was ihm schwerfiel und unnötig erschien. Es geht ihm heute sehr viel besser, er braucht keine Antidepressiva mehr, kann ohne Schlaftabletten gut schlafen und ist fast völlig frei von Depressionen. Seine Lebensqualität ist deutlich gestiegen. Allerdings geht es nicht weiter – sein Zustand stagniert seit etwa sechs Monaten, denn Jochen hat große Ängste, die bisherigen Ideale und Programme seines Lebens zu ändern. Er ist sich sehr unsicher, ob er seine lebenslangen Konzepte von Vernunft,

Beherrschung und Disziplin wirklich aufgeben möchte, um sich dem ihm so unbekannten und deshalb Angst machenden Faktor Freude zu öffnen. Doch genau diese Freude bräuchte er, um seinen Heilungsweg fortzusetzen. Jochen müsste das Vergangene opfern, um das Gegenwärtige zur Entfaltung zu bringen.

Ich kann Jochens Skepsis und seine Zweifel sehr gut nachvollziehen. Etwas, das sich über Jahrzehnte als Verhalten etabliert hat und von Konzepten und Glaubenssystemen getragen wird, kann sich nicht einfach in kurzer Zeit auflösen.

Aus neurobiologischer Sicht sind Freude und Glück Kohärenz im Gehirn. Kohärenz bedeutet in diesem Zusammenhang, dass auf verschiedenen Ebenen alles zusammenpasst, dass also das Gesagte mit dem Gefühlten übereinstimmt, dass eingehende Informationen mit bestehenden Überzeugungen und Glaubensmodellen kompatibel und Denken und Handeln deckungsgleich sind. Das Gehirn liebt Kohärenz, weil es in diesem Zustand am wenigsten Energie benötigt. Unvorhersehbarkeit, Spontaneität, Überraschungen und Experimentierfreudigkeit mag das Gehirn überhaupt nicht, denn diese Unberechenbarkeiten zwingen es, größere Datenvolumina zu verarbeiten. Das erhöht den Energieverbrauch, und weil eine der Aufgaben des Gehirns das Energiesparen ist, bevorzugt es immer gleiche Strukturen, Muster und Handlungsabläufe und schätzt die Unabsehbarkeit des Neuen nicht.

Interessanterweise setzt Kohärenz keineswegs ein friedliches Umfeld voraus. Menschen, die lange Zeit in schmerzhaften Strukturen gelebt haben, kennen sich in diesen Mustern so gut aus, dass sie gelernt haben, meisterlich in ihnen zu navigieren. Leid, Schmerz und Elend sind diesen Menschen derart vertraut, dass auch dies für Kohärenz im Hirn sorgt und damit Sicherheit kreiert. Ein Lösen aus diesen Strukturen macht ihnen große Angst und würde die Kohärenz gefährden, weshalb sie Veränderungen ablehnen.

Das ist die Konstellation, in der Jochen sich bewegt, und dementsprechend bat er in jeder Sitzung um weitere Tipps, zusätzliche Tools, mehr Literaturhinweise und wollte immer wissen, was er noch *tun* kann. Durch diese mentale Betriebsamkeit versuchte er, sich nicht mit der Einsicht auseinandersetzen zu müssen, dass es für ihn nicht mehr darum ging, noch mehr zu *tun*, sondern seine Konzepte und Überzeugungen zu hinterfragen und zu verändern. Glücklicherweise zittert Jochen weiter, und sein Nervensystem, das sich dadurch zunehmend reguliert, wird ihm helfen, sich für die so dringend benötigten neuen Sichtweisen zu öffnen.

WAS IST FREUDE?

Freude wird von vielen Menschen als Luxus, als unnötig, überbewertet und sogar naiv betrachtet. Wer sich angesichts der eigenen Problemkonstellationen, der Ungerechtigkeiten in Politik, Wirtschaft und Gesellschaft und der tobenden Kriege in der Welt *freut* – dem kann es ja nur an Durchblick, menschlicher Reife und Verantwortungsbewusstsein mangeln.

Passend zu dieser Haltung, definiert *Wikipedia* Freude als »*Reaktion auf eine angenehme Situation*« und bestätigt damit die Vorstellung, dass es einen Anlass oder ein Ereignis braucht, um sich freuen zu können.

Auch das *Philosophie Magazin* definiert ähnlich ursachenbezogen: »*Vom lat. gaudium (Freude) oder laetitia (dem Sich-Vergnügen an einer Sache). Eine lebhafte Emotion, häufig begleitet von einem Gefühl der Erfüllung, das der Einzelne erlebt, wenn seine Wünsche und Bedürfnisse erfüllt werden.*«

Diese gängigen Definitionen von Freude sind nicht nur unvollständig, sie werden auch dadurch erschwert, dass die ursachenbezogene Freude sehr subjektiv ist. Nur dann nämlich, wenn du ein Erlebnis als angenehm, wohltuend, wünschenswert oder positiv bewertest, kann Freude in dir aufkommen. Mit anderen Worten: Nicht die Ereignisse als solche, sondern deine Bewertung der Ereignisse entscheidet über deine Empfindungen von Freude.

So unbestritten es ist, dass ein schönes Ereignis Freude auslösen kann, so sehr fehlt in den üblichen Betrachtungen die Tatsache, dass es auch eine andere und tiefere Freude gibt. Vielleicht kennst du diese andere Art von Freude aus eigenem Erleben und nimmst wahr, dass du manchmal in einer freudigen Stimmung bist, ohne dass du einen Grund dafür nennen könntest und obwohl nichts Besonderes passiert ist.

Wer die Gelegenheit hat, kleine Kinder zu beobachten, stellt ebenfalls fest, dass diese kleinen Wesen weder einen Anlass noch ein Ereignis brauchen, um sich freuen zu können. Sie sind in der Lage, Freude ohne Ursache zu empfinden und ohne besonderen Grund glücklich zu sein. Hier drückt sich ganz selbstverständlich etwas aus, das man als Lebensfreude bezeichnen kann und das an keine äußeren Umstände gebunden ist.

WIE ENTSTEHT FREUDE?

Das Empfinden von Freude setzt ein bestimmtes Zusammenspiel verschiedener Hormone voraus, wie zum Beispiel Serotonin, Dopamin, Endorphine und Oxytocin. Wenn du dich freust, wird dein Körper von einem speziellen biochemischen Cocktail geflutet. Freude ist also ein Körperzustand. Deshalb kannst du Freude auch nicht »machen«, denn Körperzustände unterliegen autonomen Prozessen, die sich nicht deinen Absichten und Wünschen anpassen. Freude ist das Ergebnis eines Prozesses.

Freude ist eine der acht Grundemotionen, die jedem Menschen auf der ganzen Welt zur Verfügung stehen. Allerdings ist der Zugriff auf diese Emotion nicht jederzeit möglich. Das Empfinden von Freude setzt nämlich Sicherheit voraus. Und zwar nicht die objektiv gegebene Sicherheit, wie sie dir deine vier Wände bieten, sondern gefühlte und empfundene Sicherheit, also die Sicherheit aus Sicht deines Nervensystems. Wenn dein Nervensystem sich überwiegend im Überlebensmodus befindet, sind die daraus resultierenden und damit verbundenen Gefühle Angst, Zweifel, Trauer und Hoffnungslosigkeit. Im Überlebensmodus kannst du keine Freude empfinden, denn das wäre biologisch gesehen auch absurd. Wie soll man sich freuen, wenn das eigene Leben bedroht ist?!

Wenn du Freude empfinden willst, brauchst du den dazu passenden Körperzustand der Entspannung. Du musst also dein Nervensystem aus dem Überlebensmodus führen, und das gelingt dir mit dem neurogenen Zittern.

FREUDE IM HEILUNGSGESCHEHEN

Um 400 n. Chr. gab es in Rom elf Thermen. Thermen waren große öffentliche Badeanlagen, über deren Eingangstoren gut sichtbare Steintafeln befestigt waren, auf denen in großen Lettern stand: QUI CURAT NON SANA (deutsch: Wer sich sorgt, heilt nicht.).

Diese Aussage klingt düster, ist aber wahr. So, wie Freude eine bestimmte Biochemie aufweist, haben auch Sorgen eine biochemische Zusammensetzung. Wenn du dich sorgst, zweifelst oder ängstigst, produzierst du Adrenalin, Noradrenalin und Cortisol. Das sind die gleichen Hormone, die dein Körper ausschüttet, wenn du in Lebensgefahr bist. Der Überlebensmodus ist zwar der Zustand, der dir hilft, dein Leben zu retten, in diesem Modus kann aber keine Heilung geschehen.

Heilung braucht andere Zutaten, als der Überlebensmodus sie bereitstellt. Umgekehrt kann man sagen, dass Freude nicht nur Heilungsprozesse beschleunigt, sondern auch das Entstehen von Krankheiten verhindert.

Ein interessantes Beispiel für die Bedeutung von Freude ist die in unserer Gesellschaft ständig wachsende Zahl von Demenzerkrankungen. Die Demenzforschung konnte herausfinden, dass alle Menschen, die in das »große Vergessen« rutschen, eines gemeinsam haben: eine signifikant hohe Ansammlung von Tau-Proteinen und Beta-Amyloiden. Beides wird immer dann produziert, wenn Menschen grübeln und negative Gedanken haben, und beide sind nachweislich am Demenzgeschehen beteiligt. In einer aus diesen Ergebnissen angelegten Studienreihe wurde Wert darauf gelegt, dass die erkrankten Menschen ihren monotonen Klinikalltag so oft wie möglich unterbrachen, um viel mit ihrer Familie und Freunden zusammen zu sein und gemeinsam etwas zu unternehmen. Sie wurden angehalten, auch auf ihre äußere Erscheinung Wert zu legen. So wurden die alten Damen gebeten, jeden Morgen ihre Zahnprothesen einzusetzen, die bis dahin aus Bequemlichkeit meist im Glas geblieben waren. Auch wurden sie angeregt, Lippenstift aufzutragen und Make-up zu benutzen. Die Herren wurden gebeten, sich zu rasieren, sich ordentlich zu kleiden und die Badeschlappen gegen festes Schuhwerk auszutauschen. Die Pflegeeinrichtung begann, Spiele- und Quiznachmittage, Tanzveranstaltungen und Filmabende anzubieten, und motivierte die Bewohner nicht nur daran teilzunehmen, sondern sich auch an der Organisation der Events zu beteiligen. So banal diese Dinge auch klingen mögen, hat diese Veränderung des Lebensstils zu deutlich mehr Lebensfreude geführt, und allen Betroffenen ging es sichtlich besser.

Das klingt wie eine unlösbare Aufgabe, denn einerseits weißt du jetzt, dass Freude sich nicht »machen« lässt, sondern dass sie von selbst spürbar wird, wenn du nicht im Überlebensmodus bist. Andererseits *bist* du nun mal überwiegend um Überlebensmodus, brauchst aber trotzdem Freude, damit du heilen kannst.

Zunächst möchte ich dich bitten, dir bewusst zu machen, dass du nichts falsch gemacht hast. Du kannst nichts dafür, dass es in deinem Leben so wenig Freude gibt, denn die fehlende Lebensfreude ist ein Traumafolgesymptom. Du kannst nichts dafür! Dieses Wissen kann vielleicht eine erste leise Entspannung mit sich bringen, und Entspannung ist eine der Voraussetzungen für Freude.

Besonders wichtig ist es, dass du dich jetzt nicht unter einen Freuden-Leistungsdruck setzt, denn jeder Stress ist der Gegenspieler der Freude. Du kannst den Druck, Freude als olympische Disziplin zu betrachten, dadurch mildern, dass du Freude untersuchst und für dich definierst. Was ist für dich Freude? Wann fühlst du sie? Wodurch hört sie wieder auf? Stell sie dir nicht zwingend als etwas Großes vor, sondern schau lieber auf die vermeintlich kleinen Dinge, die in ihrer Wirkung aber gar nicht klein sind.

Ich möchte dir dafür ein Beispiel aus meinem eigenen Leben geben. Jeden Morgen, wenn ich noch im Bett liege, freue ich mich darauf, in die Küche zu gehen, die Espressomaschine anzustellen und zuzuschauen, wie aus frisch gemahlenen Bohnen der Kaffee in meine wunderschöne große, handgetöpferte Tasse läuft. Ich gebe etwas heißes Wasser und Pflanzenmilch dazu, setze mich aufs Sofa und gucke dem Tag beim Anfangen zu. Ich genieße dieses morgendliche Ritual sehr, und es erfreut meinen Gaumen ebenso wie mein Herz.

Nimm dir bitte vor, herauszufinden, was du besonders gern magst. Was trinkst du morgens am liebsten? Bereitest du es dir zu oder trinkst du das, was gerade da ist? Wenn du dann ins Bad gehst und deine Haare wäschst: Magst du den Geruch und die Konsistenz deines Shampoos oder benutzt du einfach irgendeines? Gefallen dir die Handtücher, mit denen du dich nach dem Duschen abtrocknest?

Sei dir dieser Routinen bewusst und iss und trink ausreichend von dem, auf das du Appetit hast und was dir schmeckt, und lass nicht zu, dass dein vernünftiger Ernährungsplan die Hauptrolle auf deinem Speiseplan spielt. Finde heraus, in welcher Kleidung du dich besonders hübsch findest, und zieh sie auch dann an, wenn du gar nichts Besonderes vorhast oder im Homeoffice arbeitest. Wenn deine gut aussehende Kleidung unbequem ist, ersetze sie durch Modelle, die du sowohl hübsch als auch bequem findest. Welche Musik hörst du gern und welche Filme gefallen dir? Mit welchen Menschen kannst du dich besonders gut unterhalten oder fühlst dich einfach wohl mit ihnen? Triff sie häufig oder telefoniere mit ihnen.

Such wie ein Detektiv aktiv und akribisch nach allem, was dir guttut, was dir gefällt, dir schmeckt, deinem Auge schmeichelt, deinen Verstand erfreut und dein Ohr mit Wohlklang erfüllt. Auf diese Weise kannst du dir Highlights in deinen ganz normalen Alltag setzen, und das Wissen, dass du immer dann, wenn du dich freust und wohlfühlst, für deine Heilung sorgst, kann dich motivieren, deine Aufmerksamkeit immer mehr auf das zu lenken, was dir guttut. Und natürlich wird deine tägliche Praxis des neurogenen Zitterns dein Nervensystem nach und nach aus dem Überlebensmodus herausführen, sodass du Freude immer besser fühlen kannst.

Kapitel 12

SPIRITUAL BYPASSING – TRAUMA-BYPASSING

Ein Bypass ist eine Umleitung, um ein Hindernis oder eine Engstelle zu umgehen. Du kennst das aus der Medizin, etwa von Bypass-Operationen am Herzen, wo zwischen dem Anfang und dem Ende des Hindernisses eine neue Verbindung geschaffen wird, die einen Funktionskreislauf wieder herstellt und aufrechterhält.

Viele Menschen, die unter den Folgen ihrer Traumatisierung leiden, versuchen, auf ganz ähnliche Weise mit ihrem Trauma umzugehen. Dafür gibt es inzwischen einen eigenen Ausdruck: *Spiritual Bypassing*. Damit ist gemeint, dass Traumafolgesymptome, die Schmerz und Leid verursachen, gelindert und transformiert werden sollen, indem sie umgangen werden. Statt sich also diesen unangenehmen Traumafolgen zuzuwenden, um sie integrieren zu können, wird die dafür erforderliche Kraft und Aufmerksamkeit auf Spiritualität und Medialität umgeleitet. Menschen, die Spiritual Bypassing praktizieren, versuchen nicht mehr, ihre Beziehungen zu befrieden, ihre Wohnsituation zu verbessern oder sich ihren körperlichen Schmerzen zuzuwenden, sondern entwickeln eine spirituelle Weltsicht und lenken ihre Aufmerksamkeit auf intensive feinstoffliche Praktiken. Auf diese Weise hoffen sie, ihre Probleme zu lösen und ihre Herausforderungen zu meistern. Sie sitzen zum Beispiel in Stille, besuchen Retreats und Seminare und nehmen an Kursen mit geführten Langzeitmeditationen teil, die das Gehirn durch die Kraft der Gedanken neu programmieren sollen.

Anders als zum Beispiel in der Kardiologie kann eine solche Umgehung der Problemzonen in der Traumaheilung jedoch nicht funktionieren, weil durch die Hinwendung zur Spiritualität kein neuer Funktionskreislauf entsteht, sondern eine Abkehr vom Körper stattfindet. Trauma wirkt aber im Körper, und der wird beim Spiritual Bypassing umgangen.

Mit dem Spiritual Bypassing wird versucht, auf etwas Materiell-Grobstoffliches wie das autonome Nervensystem mit etwas Immateriell-Feinstofflichem Einfluss zu nehmen. Wenn ein spiritueller Heiler oder Energiearbeiter mit einem regulierten Nervensystem eine Person mit Trauma behandelt, kann es im Sinne einer Co-Regulation auch tatsächlich für eine kurze Zeit zu Verbesserungen führen. Leider halten sie in aller Regel aber nicht lange an, denn am Zustand des Nervensystems der betroffenen Person hat sich ja nichts geändert. Wenn aber ein traumatisierter Mensch mit einem dysregulierten Nervensystem selbstständig versucht, durch feinstoffliche Beeinflussung etwas Grobstoffliches zu verändern, dann kann das nicht funktionieren, weil es selbstreferenziell ist. Es ist, als versuchte man, sich am eigenen Schopf aus dem Morast zu ziehen. Ein Nervensystem, das im Überlebensmodus ist, bringt Reaktionen hervor, die diesem Modus entsprechen. Im Überlebensmodus kann keine Heilung geschehen.

Auch ich habe jahrzehntelang versucht, meine Leiden durch die Verbindung mit Gott/der Quelle/dem Urgrund zu transformieren. Ich habe mich der geistigen Welt geöffnet, schamanische Behandlungen erlebt, Engelarbeit und Seelenschreiben gemacht, Kraftplätze besucht, mit spiritueller Literatur ganze Bücherregale gefüllt, meditiert, Retreats und Seminare besucht. Während dieser sehr intensiven Beschäftigung mit Spiritualität habe ich Momente von Einheitserfahrungen erleben dürfen, musste aber immer wieder feststellen, dass dieser verbundene Zustand leider nicht anhielt und meine Leiden auf körperlicher sowie emotionaler Ebene unverändert bestehen blieben. Sobald ich nicht mehr aktiv praktiziert habe und mit meiner Konzentration nachließ, bin ich immer wieder in alte Muster zurückgefallen und in der Realität meines dysregulierten Nervensystems gelandet. Da ich von Trauma damals noch nichts wusste, bin ich davon ausgegangen, dass ich irgendetwas falsch mache, etwas Entscheidendes nicht richtig verstanden habe, mir vielleicht doch nicht genügend Mühe gegeben und schließlich resigniert akzeptiert habe, dass Gnade sich nun mal nicht erzwingen lässt, was mir ein Guru auch bestätigt hat. Er sagte wörtlich »*Gnade ist eine Zicke*« und wollte damit ausdrücken, dann sich nun mal nichts machen ließe. Frustration, Selbstzweifel und Selbstwertbrüche waren meine steten Begleiter auf diesem Weg.

DIE BEDÜRFNISPYRAMIDE

Der US-amerikanische Psychologe Abraham Maslow hat eine Bedürfnispyramide skizziert, die ich sehr hilfreich finde, weil sie verständlich macht, dass Spiritualität nichts mit Anstrengung zu tun hat und sich auch nicht per Willensentscheidung herstellen lässt, sondern ein ganz pragmatisches Fundament braucht, auf dem sie erlebbar wird.

Die Bedürfnispyramide hat fünf Stufen und beschreibt in einer Hierarchie die verschiedenen menschlichen Bedürfnisse. Die jeweils nächsthöhere Stufe kann nur erreicht werden, wenn die Bedürfnisse der darunterliegenden Stufe erfüllt wurden.

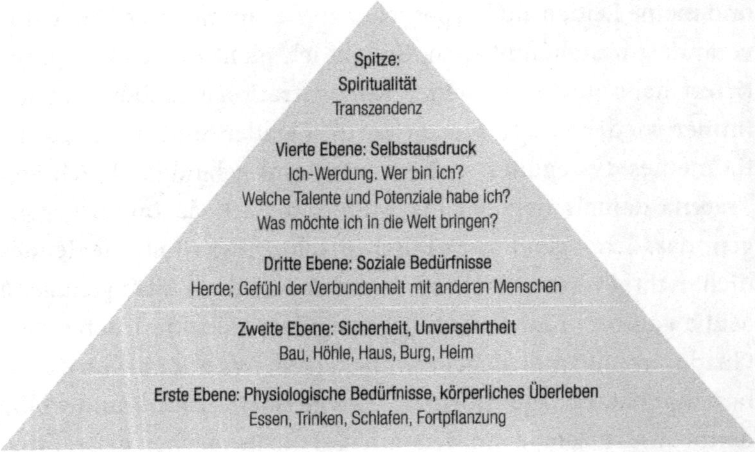
Spitze:
Spiritualität
Transzendenz
Vierte Ebene: Selbstausdruck
Ich-Werdung. Wer bin ich?
Welche Talente und Potenziale habe ich?
Was möchte ich in die Welt bringen?
Dritte Ebene: Soziale Bedürfnisse
Herde; Gefühl der Verbundenheit mit anderen Menschen
Zweite Ebene: Sicherheit, Unversehrtheit
Bau, Höhle, Haus, Burg, Heim
Erste Ebene: Physiologische Bedürfnisse, körperliches Überleben
Essen, Trinken, Schlafen, Fortpflanzung

Beispiel: Stell dir vor, dass du nicht genügend zu essen hast (Stufe 1). Solange das so ist, brauchst du dir noch keine Gedanken über eine Wohnung (Stufe 2) machen. Zuerst musst du dafür sorgen, dass deine physiologischen Bedürfnisse erfüllt sind, bevor du darangehen kannst, deine Wohnsituation zu überdenken.

Wenn du dann vielleicht in ein Mehrfamilienhaus eingezogen bist, in dem deine Hausnachbarn ihre Meinungsverschiedenheiten nicht nur brüllend, sondern auch handgreiflich austragen, wird dein Bedürfnis nach Schutz und Sicherheit (Stufe 2) nicht erfüllt. Solange du dich aber nicht sicher fühlst, sind dir der Aufbau eines Bekanntenkreises und die Pflege von Freundschaften (Stufe 3) noch nicht möglich. Wenn du dich vielleicht nach einem Umzug in eine ruhigere Wohnanlage sicher fühlst, kannst du damit beginnen, dein soziales Umfeld zu gestalten und dir einen Bekannten- und Freundeskreis aufzubauen (Stufe 3). Solange du mit dem Aufbau eines sozialen Umfeldes beschäftigt bist, hast du noch keine Kapazitäten, um dich dem Thema Selbstausdruck (Stufe 4) zuzuwenden. Und erst wenn deine Persönlichkeitsentwicklung abgeschlossen ist und du die Welt mit deinen Talenten und Potenzialen bereichert hast, kannst du das, was du in die Welt gebracht hast, wieder auflösen und transzendieren (Stufe 5). Wenn du die vier Stufen der Bedürfnispyramide in die Erfüllung gebracht hast, dann geschehen Spiritualität und Transzendenz (Stufe 5) ganz automatisch. Dann gibt es für dich keinen Unterschied mehr zwischen Alltag und Spiritualität, und du erkennst in einem Mülleimer ebenso den Ausdruck des Göttlichen wie in einer Kathedrale oder einem Sonnenaufgang. Die Erfüllung der Bedürfnispyramide ist also mit einem prozesshaften Erwachen vergleichbar. Natürlich gibt es auch das spontane Erwachen, so, wie es Ramana Maharshi, Eckart Tolle, Byron Katie und viele andere erlebt haben.

Aber wenn du noch kein spontanes Erwachen erlebt hast, dann mag es sein, dass dein Weg sich anders entwickelt. Mit dem Modell der Bedürfnispyramide lässt sich sehr gut veranschaulichen, dass Erwachen und Erleuchtung ein aufeinander abgestimmter Prozess ist, bei dem eine bestimmte Reihenfolge unbedingt eingehalten werden muss.

MANIFESTIEREN

Neben der Arbeit mit inneren Bildern, Visualisierungen und Affirmationen spielt das Manifestieren eine wichtige Rolle in der spirituellen Praxis. Es gibt unzählige Bücher und Anleitungen, mit deren Hilfe du Manifestieren lernen kannst. Darin wird beschrieben, dass es beim Manifestieren darauf ankommt, das, was du dir wünschst, nicht nur auf eine mentale Wunschliste zu setzen, die du dann so abarbeitest wie den täglichen Einkaufszettel. Vielmehr sollst du dir das, was du ersehnst, so realistisch vorstellen, als wäre es bereits Teil deiner Wirklichkeit. Dem Manifestieren sind keine Grenzen gesetzt, und du kannst mit den entsprechenden

Anleitungen sowohl üben, dir einen freien Parkplatz vor dem Supermarkt zu »bestellen«, als auch Gesundheit, Reichtum und deinen Seelenpartner zu manifestieren.

Was in allen Anleitungen und Unterweisungen aber keine Berücksichtigung findet, ist dein Körper mit dem autonomen Nervensystem. Das ist ein entscheidendes Versäumnis, denn um das zu manifestieren, was du dir wünschst, brauchst du keine besonderen und schönen Gedanken, sondern Emotionen, die deinen Wünschen entsprechen. Du manifestierst also nicht kraft deiner Gedanken, sondern mittels deiner Emotionen, und deren Qualität hängt vom Zustand deines Nervensystems ab. Wenn du beispielsweise Geld, Reichtum und Fülle manifestieren möchtest – der Autor Kurt Tepperwein spricht in seinen Beiträgen von der Leichtigkeit, mit der sich locker mehrere Millionen manifestieren lassen –, dann kann dir das nur gelingen, wenn dir Fülle und Reichtum bereits vertraut und in deinem Nervensystem verschaltet sind. Du musst Reichtum und Fülle kennen und wissen, wie sie sich anfühlen, um sie »herstellen« zu können. Wenn du aber nicht in Fülle und Wohlstand, sondern mit Entbehrungen und Mangel aufgewachsen bist, dann sind Informationen von Entbehrungen und Mangel in deinem Nervensystem verschaltet. Fülle ist dir unbekannt, du weißt nicht, wie sie sich anfühlt, und deshalb ist sie auch nicht in deinem Nervensystem verschaltet. Solange du aber Emotionen des Mangels empfindest, ist es dir nicht möglich, Fülle zu manifestieren. Deine Lippen formen dann zwar ein Fülle-Mantra, du magst innere Bilder von Reichtum denken und trägst vielleicht sogar Symbolschmuck, der Fülle symbolisiert – solange aber deine vorherrschenden Emotionen sich aus Mangel, Sorge und Benachteiligung zusammensetzen, wirst du genau das manifestieren: Mangel, Sorge und Benachteiligung.

Es ist sehr wichtig, dieses Prinzip zu verstehen, denn wenn du nicht manifestieren kannst, was du dir wünschst, dann liegt das nicht daran, dass es dir grundsätzlich nicht möglich wäre und das Manifestieren wohl Gott vorbehalten ist. Es liegt daran, dass Manifestationen ganz bestimmten Gesetzmäßigkeiten unterliegen.

DU MANIFESTIERST BEREITS

Alle Menschen manifestieren ständig – bewusst oder unbewusst. Deshalb wird auch immer wieder betont, dass wir Schöpferwesen sind. Auch du bist ein Schöpferwesen und manifestierst bereits, und zwar täglich rund um die Uhr. Aber das, was du manifestierst, ist das, was du wirklich fühlst. Wenn du mit deinem dysregulierten Nervensystem überwiegend im Überlebensmodus bist, dann sind dir Gefühle von Sinnlosigkeit, Trauer, Hoffnungslosigkeit, Anstrengung, Ausgrenzung und Ungerechtigkeit sehr vertraut. Entsprechend diesen Gefühlszuständen manifestierst du.

Möchtest du etwas anderes manifestieren und zum Beispiel Fülle in dein Leben bringen, brauchst du die entsprechenden Gefühle von Reichtum und Überfluss. Diese Gefühle kannst du aber nicht empfinden, solange du im Überlebensmodus bist. Du brauchst also einen veränderten Körperzustand. Wenn dein Nervensystem reguliert ist und entspannt schwingen kann, hast du Gefühle von Leichtigkeit, Freude, Optimismus, Verbundenheit, Reichtum und Fülle, und dementsprechend wirst du ganz mühelos und völlig selbstverständlich alles Schöne, das zu dieser hohen Schwingung passt, manifestieren.

Mit diesem Prinzip erklärt sich auch das so bitter erscheinende Phänomen, dass es Menschen, denen es bereits gut geht, immer noch besser geht, und denjenigen, denen es schlecht geht, immer schlechter geht. Im Matthäus-Evangelium ist zu lesen: »*Wer hat, dem wird gegeben, und er wird Fülle haben, wer aber nicht hat, dem wird auch, was er hat, genommen werden.«* Dieses Bibelwort lässt sich nur dann nicht wie eine zynische Ungerechtigkeit lesen, wenn man weiß, dass es auf das Gesetz der Resonanz Bezug nimmt.

Es ist sehr wichtig, dass dir ganz klar wird, dass positives Denken nicht deinem Wunsch und Willen unterliegt. Sowenig, wie du entscheiden kannst, ab heute freudvoll und dankbar zu sein, kannst du entscheiden, dich ab heute reich zu fühlen. Wenn du angenehme Gefühle haben willst, um angenehme Dinge zu manifestieren, brauchst du einen Körperzustand, der das zulässt: Du brauchst ein reguliertes Nervensystem, und dabei hilft dir deine regelmäßige Praxis des neurogenen Zitterns.

Das Ganze ist sehr subtil. Aufgrund meiner eigenen Geschichte hatte ich ja ein extrem dysreguliertes Nervensystem mit den entsprechenden negativen Emotionen von Schuld, Scham, Mangel, Hoffnungslosigkeit usw. Und doch gab es in mir Empfindungsbereiche, die »neutral« geblieben sind, die nicht durch frühere Erlebnisse vergiftet waren und mir bewiesen, dass Manifestieren etwas sehr Selbstverständliches ist.

Ich möchte dir gern erzählen, was ich erlebte: Bis zu meinem 25. Lebensjahr hatte ich blonde Haare. Aus irgendwelchen Gründen, an die ich mich nicht mehr erinnern kann, fühlte ich mich von da an aber rothaarig. Es war nicht so, dass die blonden Haare mir nicht mehr gefielen, sie fühlten sich nur nicht mehr zu mir passend an. Also fing ich an, meine Haare mit Wurzelmischungen und Henna rot zu färben. Nach ein paar Monaten wunderte ich mich, dass ich die Ansätze nicht mehr nachfärben musste. Da war kein blonder Streifen mehr zu sehen, der nach roter Farbe verlangte, sondern die Haare wuchsen in genau dem Rot nach, in dem ich meine Färbungen anrührte. Das blieb ungefähr 15 Jahre so, bis ich meine Buchhandlung »Schwarz auf Weiß« eröffnete. Ich hatte Freude daran, passend zum Namen der Buchhandlung dort ausschließlich schwarze und weiße Kleidung zu tragen. Auch meinen Mitarbeiterinnen gefiel die Idee, und auch sie trugen dort nur noch Schwarz und/oder Weiß. Diese Art von Corporate Identity war für die Kunden sehr praktisch, denn so waren die Buchhändlerinnen von den Kauflustigen zu unterscheiden. Meine roten Haare allerdings passten nicht so ganz ins Bild, also beschloss ich, sie schwarz zu färben. Das klappte mit Wurzelmischungen nicht besonders gut, und ich musste zur Chemie greifen. Nach etwa einem Jahr wollte ich mir diese ständige chemische Belastung nicht mehr zumuten. Ich fand, dass »Schwarz auf Weiß« durchaus etwas Rot vertragen könnte, und hörte auf, mir die Haare zu färben. Vielleicht ahnst du schon, was passiert ist? Genau: Meine Haare wuchsen nicht rot, sondern schwarz nach. Ich fühlte mich schwarzhaarig – also pigmentierten sich die Haare entsprechend meinem Gefühl schwarz.

Meine Erfahrung kann dir vielleicht noch klarer machen, dass Manifestationen nicht aus gedanklichen Programmen entstehen, sondern aus dem, was tatsächlich und unzweifelhaft gefühlt wird. Vielleicht inspiriert dich meine Erfahrung dazu, nach den positiven Veränderungen zu suchen, die »einfach so« in dein Leben gekommen sind. Denn wenn du dich auf das konzentrierst, was sich noch *nicht* verwirklicht hat, hast du wenig Kapazität, das wahrzunehmen und zu schätzen, was bereits ein angenehmer Teil deines Lebens geworden ist, was sich wiederum auf deine weiteren Manifestationen auswirkt.

DAS RESONANZGESETZ ODER: TÄGLICH GRÜSST DAS MURMELTIER

Viele Menschen, die ich kenne oder mit denen ich arbeite, fragen sich häufig entnervt, wie es sein kann, dass sie sich immer wieder in ganz bestimmten und sehr unangenehmen Umständen wiederfinden, obwohl sie das natürlich nicht wollen. Sie sind zum Beispiel in einer Familie aufgewachsen, in der sie sich nicht sicher fühlen konnten, weil dort viel herumgebrüllt wurde, der Vater cholerisch und jähzornig war und erwartet hat, dass sich alles nur um ihn dreht, und sie haben eine Mutter erlebt, die sein Verhalten immer verteidigt hat, statt ihr Kind vor ihm zu beschützen. Und dann finden sich diese Menschen ein paar Jahre später an der Seite eines Ehepartners wieder, dessen Verhalten dem des Vaters auf fatale Weise gleicht.

Laut dem Gesetz der Resonanz ziehen gleich und gleich sich an. Das gilt sowohl für Gefühle, die die Außenwelt in gleicher Qualität erwidert, als auch für Themenbereiche, die andere Menschen mit der gleichen Thematik anziehen.

Geht es dir auch so? Findest auch du dich oft in Situationen wieder, die dir auf verzweifelte Weise bekannt vorkommen? Hast du viel oder sogar hauptsächlich mit Menschen zu tun, die deine alten Verletzungen schmerzhaft berühren? Dann kommt es dir vielleicht so vor, als wäre die ganze Welt gegen dich und das Schicksal ein mieser Verräter. Du meinst, deine schmerzlichen Themen niemals hinter dir lassen zu können. Das fühlt sich schrecklich und ungerecht an, denn das, was du durchgemacht hast, war schon schlimm genug. Warum kann es jetzt nicht einfach besser werden?! Doch was du auch tust – es ändert sich einfach nichts.

Ich möchte dieses Phänomen gern aus traumatherapeutischer Sicht betrachten. Jeder Mensch hat eine ganz eigene energetische Zusammensetzung. Auch du hast eine ganz besondere Ausstrahlung. Diese Ausstrahlung entsteht aber nur zu einem kleinen Teil aus der Vielfalt deiner mentalen Landschaften, deiner Intelligenz und deiner hohen ethischen Werte. Deine Ausstrahlung ist vor allem das Ergebnis deiner Emotionen, die wiederum durch den Zustand deines autonomen Nervensystems bestimmt werden. Wenn du bindungs- und entwicklungstraumatisiert bist und deshalb ein dysreguliertes Nervensystem hast, sind dir Gefühle und Emotionen von Angst, Einsamkeit, Unsicherheit, Hoffnungslosigkeit und Leere bekannt und vertraut. Und genau diese Gefühle sind es, die deine Ausstrahlung ausmachen. Wärst du frei und glücklich aufgewachsen, wären dir Gefühle wie Leichtigkeit, Zuversicht, Freude, Selbstsicherheit und Stabilität bekannt und vertraut. Dann wäre dein Nervensystem im Gleichgewicht, und deine Ausstrahlung wäre eine ganz andere.

DEIN KÖRPER ALS »SENDEMAST«

Deine Ausstrahlung wird also durch den Zustand deines Nervensystems bestimmt. Da alles miteinander verbunden ist und miteinander kommuniziert, kannst du dir deinen Körper wie einen Sendemast vorstellen, der ganz bestimmte Informationen auf einer ganz bestimmten Frequenz in die Welt sendet. Auf diese Frequenz reagiert dann alles, was dazu passt. Das ist vergleichbar mit einem Radiosender, bei dem du genau die Programme bekommst, die du eingestellt hast – wenn du den *Deutschlandfunk* wählst, hörst du nicht *Antenne Bayern*.

Wenn du zum Beispiel als Kind geschlagen wurdest, sendest du alles zum Thema »Schläge« in die Welt. Entsprechend wirst du mit Menschen zusammenkommen und in Situationen geraten, die zum Thema »Schläge« passen. Auf deine Ausstrahlung reagieren dann sowohl Schläger als auch Menschen, die geschlagen wurden. Du findest dich in gewaltvollen oder gewaltbereiten Szenarien wieder. Das klingt schlimm und wie ein endloser Horrorfilm, ist es aber glücklicherweise nicht. Der innewohnende Sinn, den ich hier beschreiben möchte, ist tatsächlich friedlich, lebenszugewandt und liebevoll.

Wenn du als Kind geschlagen wurdest, warst du diesem Erleben hilflos ausgeliefert. Du hattest keine Möglichkeit, dieser Situation zu entkommen oder sie zu verbessern. Du konntest deinen Eltern schließlich nicht sagen, dass du jetzt ausziehst, weil es dir daheim wegen all der Prügel nicht mehr gefällt. Du konntest deine Lage auch nicht durch Gespräche positiv verändern. Wenn du deinen Eltern gesagt hättest, dass die Schläge dir Angst machen, dass sie dir wehtun und dass deine Mutter oder dein Vater bitte damit aufhören sollen – dann wäre das entweder wirkungslos verpufft oder hätte zu weiterer Gewalt geführt. Du hattest also in der Beziehung zu deiner Herkunftsfamilie keine Möglichkeit, dich zu schützen und dich abzugrenzen, sondern warst der Willkür, Gewalt und den Grenzüberschreitungen deiner Eltern hilflos und ohnmächtig ausgeliefert. Du hattest keine Chance, in eine Selbstwirksamkeit hineinzuwachsen, mit deren Hilfe du Schutz und Abgrenzung hättest entwickeln können.

Für ein gelingendes Leben ist die Fähigkeit zur Abgrenzung aber sehr wichtig. Da du sie bei deinen Eltern nicht lernen konntest, musst du das nachholen. Dazu brauchst du bestimmte Situationen und bestimmte Menschen, denn Abgrenzung und Schutz kannst du nicht für dich allein und ohne passenden Kontext lernen. In diesem Sinne brauchst du also wieder jemanden, der sich dir über körperliche Gewalt mitteilen will, du brauchst Menschen, die sich dir gegenüber respektlos und grenzüberschreitend verhalten, damit du jetzt das tun kannst, was dir als kleines Kind nicht möglich war: dich schützen und abgrenzen.

Das kannst du tun, indem du diesen Menschen verbietest, so mit dir umzugehen. Heute kannst du sehr entschieden deine Ablehnung und deine Empörung zum Ausdruck bringen und Konsequenzen in Aussicht stellen, wenn dein Gegenüber sein Verhalten nicht ändert. Falls sich dadurch nichts ändert und die andere Person ungerührt mit ihren Übergriffen weitermacht, kannst du die Polizei rufen. Oder die Situation verlassen. Oder dir jemanden zur Hilfe an deine Seite holen.

Diese Möglichkeiten, die du früher in deiner existenziellen Abhängigkeit von deinen Eltern nicht hattest, stehen dir heute, als erwachsener Mensch, zur Verfügung. Heute bist du nicht mehr in der Weise abhängig wie damals. Heute musst du nicht mehr sterben, wenn ein Mensch dir nicht wohlgesonnen ist.

HEUTE IST ES ANDERS ALS FRÜHER

Dein Verstand weiß das natürlich. Der präfrontale Cortex weiß, dass heute alles anders ist als früher, aber dein Nervensystem weiß es noch nicht. Es muss upgedatet werden, und dafür benötigt es neue Informationen. Du brauchst also Konstellationen und Menschen, die dich an die Wunden deiner Kindheit erinnern, damit du durch dein verändertes Verhalten diese Verletzungen endlich versorgen und in die Heilung bringen kannst.

Mit jeder kleinen Veränderung deines Verhaltens bildest du neue neuronale Netzwerke, die diese Veränderung verschalten. Damit verändert sich auch deine Ausstrahlung, und aufgrund der veränderten Ausstrahlung verändern sich die Situationen, in denen du dich bewegst, und die Menschen, denen du begegnest.

Dass du dich nicht gerade danach sehnst, grenzüberschreitende und respektlose Menschen in deinem Leben und auf deinem Sofa sitzen zu haben, ist natürlich sehr verständlich. Aber entsprechend dem Resonanzgesetz ist die Wahrscheinlichkeit nicht sehr hoch, dass du mit deinem biografischen Hintergrund und deiner daraus resultierenden Frequenz einen Partner in dein Leben ziehst, der rücksichtsvoll, liebevoll und wertschätzend ist und dir zudem noch deine Wünsche von den Augen abliest.

Und selbst *wenn* du einem solchen Menschen begegnen würdest, bei dem du kein Schutzverhalten brauchst, gibt es immer noch zahlreiche andere Menschen, die dir weniger behutsam begegnen und bei denen du Abgrenzungsfähigkeiten dringend benötigst. Du musst also lernen, wie Abgrenzung funktioniert, und dazu brauchst du andere Menschen.

Damit dir das Resonanzgesetz nicht zu kalt erscheint und du es nicht zu trostlos findest, kannst du dich fragen, wie sich die Vorstellung für dich anfühlt, dass die gesamte Schöpfung aus reiner Liebe besteht. Wenn du dich diesem Gedanken anschließen magst, dann kannst du ihn weiterführen, indem du dir bewusst machst, dass mit dir etwas Erstes und Einzigartiges in die Welt gekommen ist, etwas, das es vorher noch nie gegeben hat. Du bist aus Liebe entstanden und bist deshalb erwünscht, geliebt und unersetzlich. Daraus folgt zwingend, dass Gott, das Leben und das Schicksal nicht gegen dich sind.

Stell dir die Erde als eine Art Schulungsplanet vor, zu dem dein Körper die Eintrittskarte darstellt. Solange du dich auf diesem Planeten befindest, geht es weniger um »ankommen«, sondern mehr darum, »unterwegs« zu sein, zu wachsen, zu lernen, dich zu entfalten und zu entwickeln. Hier gilt es, Einsichten zu gewinnen und Fähigkeiten zu entwickeln, die dir gestatten, ein immer freieres, glücklicheres und selbstbestimmteres Leben zu führen. Diese Einsichten und Fähigkeiten kannst du nur zu einem kleinen Teil durch Bücher und mentales Verstehen erwerben, für den anderen und größeren Teil brauchst du Erfahrungswissen. Wenn du wissen willst, wie Schokoladeneis schmeckt, nützen dir Zutatenlisten und Rezepte nicht viel, sondern du musst es essen. Vergleichbar damit musst du deine Erkenntnisse verstoffwechseln und bioverfügbar machen, und dafür brauchst du physische Begegnungen mit realen Menschen, die sich dir zur Verfügung stellen, damit du an und mit ihnen üben und lernen kannst. Dazu gehört eben auch das, was du mit deinen Eltern nicht lernen konntest. Um in das volle Spektrum deiner Fähigkeiten gelangen zu können, musst du also deine theoretischen Einsichten in die praktische Umsetzung bringen, und das setzt »Versuchsanordnungen« voraus.

Aus dieser Perspektive gibt es keinen zynischen, gleichgültigen oder unaufmerksamen Gott und kein mitleidloses Universum, das dich durch lebensfeindliche Konzepte niederzudrücken versucht. Die Hürden und Stolpersteine auf deinem Weg lassen sich als Aufgaben sehen, durch deren Bewältigung du dich weiterentwickelst.

Ich nehme sowohl in meiner therapeutischen Arbeit als auch in meinen eigenen Prozessen das Schöpfungsgeschehen mit dem Resonanzgesetz als extrem schnell reagierend wahr. Es ist gar nicht nötig, sich lang und wiederholt an den immer gleichen Themen und Konstellationen abzuarbeiten. Vielmehr ist es so, dass sich in dem Moment, in dem du etwas Essenzielles verstanden hast, etwas Fehlendes integrieren kannst oder dein Verhalten um eine Nuance änderst, sich mit unfassbarer Geschwindigkeit das ganze Szenario verändert. Es öffnen sich dann Türen, deren Existenz dir bis dahin nicht einmal bekannt war. Wie durch Zauberhand können sich Dinge dermaßen schnell ins Positive verändern, dass du zu träumen glaubst.

Kapitel 13

WARUM VERÄNDERUNGEN ANGST MACHEN

Stell dir vor, du feierst Weihnachten mit deiner Familie. Ihr versteht euch zwar nicht besonders gut, habt auch wenig Kontakt, aber es wird dennoch von dir erwartet, dass du am jährlichen Ritual teilnimmst. Bereits ab Oktober verspürst du Gefühle der Beklemmung und würdest Weihnachten am liebsten ausfallen lassen. Aber dein Kommen wird erwartet, und du weißt nicht, wie du absagen sollst, denn deine Eltern betonen, dass Weihnachten ein Familienfest ist, und fordern ein, dass es gemeinsam gefeiert wird.

Wieder einmal nimmst du also die Reise zu deinen Eltern und in das Haus deiner Kindheit auf dich. An Heiligabend sitzt du mit Blick auf den sich drehenden künstlichen Weihnachtsbaum am Esstisch, auf dem die traditionelle Weihnachtsgans prangt. Du lebst zwar aus ethischen Gründen seit mehreren Jahren vegan, hast das aber deiner fleischessenden Familie nie mitgeteilt, weil du deren Verachtung für gehirngewaschene Gutmenschen kennst und keine entsprechenden Vorträge provozieren willst. Jedes Weihnachten hast du Teile eines toten Tieres hinuntergewürgt, doch damit soll nun Schluss sein! Du hast dir fest vorgenommen, dich klar zu äußern. Du möchtest zu dir stehen und nichts mehr tun müssen, was deinen Werten und Einstellungen widerspricht. Während du in Erwartung des Essens dasitzt, merkst du, dass du aufgeregt und sehr angespannt bist, dein Herz rast, du bekommst schwer Luft, dir ist schwindelig und dein Kopf wie leer gefegt. All die klugen Sätze und Ausführungen, die du dir zurechtgelegt hast, fallen dir nicht mehr ein.

Deine Mutter werkelt indessen geschäftig mit der Geflügelschere, und dein Vater, deine ältere Schwester samt Ehemann und die Großmutter halten ihre Teller der Mutter entgegen, um sich Fleisch auflegen zu lassen. Als auch du deinen Teller hochnimmst und deine Mutter dir ein Stück auf den Teller legen will, jagt dir mit unfassbarer Geschwindigkeit ein Film durch das Gehirn. Du siehst, wie nach deiner Mitteilung sich alle Blicke spitz wie Eispickel in dich bohren. Du hörst die Familie einen Chor der Empörung anstimmen. Dein Vater höhnt, dass Salatessen deine Chancen auf einen Mann auch nicht erhöht, deine Mutter erkundigt sich, ob dir eigentlich klar ist, dass dir ohne Fleisch wichtige Vitamine fehlen, deine Schwester sieht aus, als hätte sie immer gewusst, wie gestört du bist, und deine Großmutter redet davon, wie sie im Krieg Gras gegessen hat und kaum glauben kann, wie undankbar du bist. Du bist von diesen Eindrücken derart überwältigt, dass du kein Wort sagen kannst und stumm zusiehst, wie deine Mutter das Fleisch auf deinen Teller legt.

WARUM ES SO SCHWIERIG IST, ETWAS ZU ÄNDERN

Vom persischen Dichter und Mystiker Sadi, der im 13. Jahrhundert lebte, stammt dieses Zitat: »*Alles ist schwierig, bevor es leicht wird.*« Warum ist das so? Warum fällt es so schwer, etwas anders zu machen, als du es gewohnt bist?

Dein Gehirn und dein Nervensystem kommunizieren mittels elektrischer Signale. Diese Signale laufen entlang der Nervenfortsätze und ermöglichen es deinem Gehirn, Information gezielt von einem Areal zu einem anderen zu senden. Für alles, was du wiederholt tust, existiert eine sehr gut ausgebaute neuronale Infrastruktur. Wenn du zum Beispiel eine Möhre schneiden möchtest, dann musst du gar nicht lange darüber nachdenken, wie du das anstellen sollst. Ganz selbstverständlich nimmst du die Möhre in die eine und das Messer in die andere Hand. Der Bewegungsablauf ist dir vertraut, und die elektrischen Signale, die dich die richtigen Bewegungen ausführen lassen, bewegen sich entlang der neuronalen Verbindungen, die du durch die häufige Wiederholung gut und stabil ausgebaut hast.

Ein bisschen anders sieht die Sache aus, wenn du die Möhre mit der anderen als der gewohnten Hand zerteilen willst. Dann ist der Schneidevorgang nicht automatisiert, sondern du musst dich auf jede einzelne Bewegung konzentrieren. Das dauert lange, ist anstrengend, und das Ergebnis ist meist nicht sehr zufriedenstellend. Für diese neue und ungewohnte Handlung gibt es nämlich nur eine schlecht ausgebaute neuronale Infrastruktur. Deine elektrischen Signale können in einer solchen Situation nicht so schnell wie auf einer dreispurigen Autobahn gleiten, sondern müssen sich über Trampelpfade mühen.

Und gänzlich anders sieht es aus, wenn du etwas völlig Neues tun willst. Dafür gibt es nämlich noch keine Straßen, nicht einmal Trampelpfade, sondern deine elektrischen Signale stehen gewissermaßen vor dem Nichts. Die entsprechende Infrastruktur ist noch nicht vorhanden. Es ist, als befändest du dich auf einer Bergwanderung. Dein Weg endet plötzlich, und vor dir gähnt ein Abgrund. Um weitergehen zu können, musst du diesen Abgrund irgendwie überwinden. Wenn du gut ausgerüstet bist, hast du ein Seil mit einem Wurfanker, das du jetzt über den Abgrund werfen kannst. An diesem Seil kannst du dich nun entlanghangeln, den Abgrund überwinden und auf die andere Seite gelangen.

Das von dir geworfene Seil kannst du als ersten Teil eines neu entstehenden neuronalen Netzwerkes betrachten. Je öfter du auf diese Weise den vor dir liegenden Abgrund überwindest, desto mehr Seile liegen neben- und übereinander. Bald bildet sich eine Art Hängebrücke, und die Überquerung wird immer einfacher und sicherer. Indem du neue Dinge tust, erweiterst du die bestehende Infrastruktur deines autonomen Nervensystems und schaffst neue neuronale Verbindungen, sodass sich deine neuen Verhaltensweisen festigen können und dir immer leichter fallen. Albert Einstein hat das gewohnt pointiert formuliert: *»Die reinste Form von Wahnsinn ist es, immer wieder das Gleiche zu tun und andere Ergebnisse zu erwarten.«*

Etwas zu tun, was du noch nie getan hast, kann sich so beängstigend anfühlen, wie sterben zu müssen. Diese Todesangst entsteht dadurch, dass deine elektrischen Signale keine Straßen vorfinden, die sie benutzen können, sondern einen Abgrund überwinden müssen. Deine Angst vor etwas Neuem ist dadurch sehr gut nachzuvollziehen. Sie ist aber keineswegs als Hinweis zu verstehen, dass das, was du tun oder sagen willst, schädlich für dich ist und du es lieber bleiben lassen solltest. Diese Angst ist ganz ausdrücklich kein Hinweis deiner funktionierenden Intuition, dass dein Vorhaben gefährlich ist und du lieber auf altbekannten, vertrauten Pfaden wandeln solltest, sondern sie begründet sich lediglich im Ruf deiner elektrischen Impulse, die keine Infrastruktur vorfinden und deshalb das Ganze abbrechen wollen.

Die Kenntnis dieser neurobiologischen Vorgänge kann dir entscheidend dabei helfen, etwas in die Tat umzusetzen, was du als wünschenswert und positiv erkannt hast, es aber aus Angst vor den Folgen bisher nicht getan hast.

Auf deinem Heilungsweg lernst du, dich selbst und deinen Körper immer besser wahrzunehmen, um erkennen und unterscheiden zu können, welche inneren Hinweise hilfreich für dich sind, weil sie aus der Weisheit deines Herzens und deiner Intuition kommen, und welche Impulse du als »technischen Hinweis« aus der Schaltzentrale betrachten kannst, der dich nicht davon abhalten muss, heilsame Neuerungen für dein Leben zu schaffen.

Jetzt weißt du, dass die Leere in deinem Kopf, die Atemnot und das Herzklopfen, die du empfunden hast, als du den Gänsebraten ablehnen wolltest, keine Hinweise auf eine bevorstehende Katastrophe sind, sondern vergleichbar mit der Orientierungslosigkeit eines Navis ohne Netzempfang. Mit diesem Wissen kann es dir am nächsten Heiligabend viel leichter fallen, dich authentisch und deinen Wünschen entsprechend zu verhalten, unabhängig von den Erwartungen deiner Familie.

Kapitel 14

GLAUBENSSÄTZE UND INTROJEKTE

Die Begriffe *Glaubenssatz* und *Introjekt* können, zumindest in der Prägezeit eines Menschen, synonym verwendet werden, denn sie haben die gleiche Wirkung. »Introjekt« leitet sich ab vom lateinischen Wort »*intro*« und bedeutet »hereinlassen, aufnehmen, verinnerlichen«. Ein Glaubenssatz beziehungsweise ein Introjekt ist also etwas, das du hereingelassen und verinnerlicht hast und das daraufhin wie ein Fremdkörper in dir wirkt. Das bedeutet, du hältst fremde Anschauungen, Motive, Werte und Normen für deine eigenen Überzeugungen.

Alle Menschen haben Glaubenssätze. Das sind bestimmte Annahmen, die du über dich selbst, über andere Menschen oder über die Welt im Allgemeinen hast. Sie entstehen durch deine persönlichen Erfahrungen und werden durch ständige Bestätigung und Wiederholung zu tief verwurzelten Überzeugungen, die du für die Wahrheit hältst. Da verschiedene Glaubenssätze einander ergänzen und miteinander interagieren, weiten sie sich im Laufe der Zeit zu Glaubenssystemen aus.

Glaubenssätze sind ein individueller Wahrnehmungsfilter, der dabei hilft, die Welt mit ihrer unüberschaubaren Vielfalt zu verarbeiten und die Menge an Eindrücken zu ordnen. Bemerkenswert ist, dass Menschen selbst im wissenschaftlichen Kontext nur innerhalb ihrer Glaubenssätze denken können. Im akademischen Bereich heißen die Glaubenssätze dann zwar Arbeitsgrundlage, Hypothese, Versuchsanordnung oder Theorie, aber das sind nur andere Bezeichnungen für das gleiche Prinzip. Außerhalb von Glaubenssätzen findet kein Denken statt. Das lässt bereits anklingen, dass Glaubenssätze niemals die ganze Wahrheit ausdrücken können, sondern nur einen engen, subjektiven und relativen Bereich umfassen.

Glaubenssätze stellen kein grundsätzliches Problem dar. Sie werden aber dann zu einer großen Belastung, wenn sie mit deinen eigenen Ansichten gar nichts zu tun haben oder sogar in krassem Widerspruch dazu stehen und dich schädigen. In diesem Fall kannst du Glaubenssätze und Glaubenssysteme als die Gegenspieler deines freien Willens verstehen. Sie halten dich erfolgreich von deinem wahren Wesen fern, erzeugen ein negatives Selbstbild, eine negative Weltsicht, erzeugen destruktive Gedanken und schüren Ängste.

Weitverbreitete Glaubenssätze, unter denen Menschen mit Traumafolgen leiden, sind zum Beispiel:

- Ich bin nicht gut genug.
- Ich kann niemandem vertrauen.
- Ich darf nicht wütend/traurig/glücklich sein.
- Ich darf keine Fehler machen.
- Ich werde nur geliebt, wenn ich etwas leiste.
- Ich muss alles allein schaffen.
- Ich bin unsportlich/ungeschickt/unmusikalisch usw.
- Ich darf niemandem zur Last fallen.
- Das schaffe ich nie.

Auch bestimmte Redensarten und Sprichwörter, die du in deiner Prägezeit immer wieder gehört hast, können zu Glaubenssätzen und Introjekten werden. Dazu gehören zum Beispiel:

- Schluss jetzt, nun muss doch mal gut sein.
- Reiß dich zusammen!
- Ein Indianerherz kennt keinen Schmerz.
- Man soll den Tag nicht vor dem Abend loben.
- Man soll aufhören, wenn es am schönsten ist.
- Was sollen die Leute denken?
- Stell dich nicht so an!
- Erst die Arbeit, dann das Vergnügen.
- Ohne Fleiß kein Preis.
- Haste nix, biste nix.
- Freu dich nicht zu früh.
- Vertrauen ist gut, Kontrolle ist besser.

Einige dieser Sprüche werden sogar als »Volksweisheiten« bezeichnet und suggerieren, dass es sich dabei um Wahrheiten handelt. Hier finden aber keine Wahrheiten ihren Ausdruck, sondern lediglich Überzeugungen, die eine bestimmte Geisteshaltung widerspiegeln. Die Sprachwissenschaft belegt in unzähligen Studien, wie sehr Sprache das Denken prägt, und deshalb sind solche Redewendungen keine unbedeutende sprachliche Randerscheinung, sondern sie reflektieren die Struktur unserer Gesellschaft und beeinflussen in ungeahntem Ausmaß die Art und Weise, wie wir die Welt wahrnehmen.

WIE ENTSTEHT EIN GLAUBENSSATZ?

Stell dir bitte folgendes Szenario vor: Du bist fünf Jahre alt, und deine Mutter will dich morgens für den Kindergarten fertig machen. Sie ist sehr in Eile, weil sie einen dringenden Termin bei der Arbeit einhalten muss, und drängt dich schon während des Frühstücks, dich zu beeilen. Durch die Hast und den Stress verschluckst du dich an deinem Müsli, und nun dauert es noch länger, bis du deine Schale leer gelöffelt hast. Im Flur dann geht der Reißverschluss deiner Regenjacke ganz besonders schwer zu, und obwohl du schon gelernt hast, deine Schnürsenkel ordentlich zu einer Schleife zu binden, will es dir an diesem Morgen einfach nicht gelingen. Deine Mutter wird immer ungeduldiger, ihre Stimme immer lauter und unfreundlicher, und als dir dann in der Haustür einfällt, dass du deine Brotdose auf dem Küchentisch vergessen hast, eskaliert die Situation. Deine Mutter starrt dich wütend an und zischt: »Du bist eine richtige Plage. Nie schaffst du was.«

Natürlich bist du sehr erschrocken, fängst vielleicht zu weinen an, und der Schockmoment wird in deinem Nervensystem verschaltet. Auch die Aussagen deiner Mutter werden dort verschaltet, denn die Worte sind untrennbar mit der Situation verbunden, in der sie gesagt wurden. Dein Nervensystem hat nun zwei wichtige Informationen erhalten, die es hinterlegt: *Du bist eine Plage und schaffst nie was.* Wenn diese Informationen einmalig bleiben und sich nicht wiederholen, spielen sie für dein weiteres Leben keine Rolle. Wenn du hingegen häufiger hörst, dass du eine Plage bist und nichts schaffst, wird diese Information erneut von deinem Nervensystem verschaltet, und da sie mit bereits vorhandenen Informationen übereinstimmt, werden diese bestätigt und verstärkt. Auf diese Weise bilden sich sehr feste Überzeugungen, die als Teil deiner neuronalen Netzwerke ihre Wirkung entfalten.

WIE LÖSE ICH GLAUBENSSÄTZE AUF?

Es ist wichtig, zu verstehen, dass Glaubenssätze keine Gedanken oder Ideen sind, die einfach aufgelöst oder durch bessere und andere Gedanken ersetzt werden könnten. Glaubenssätze haben sich physisch in deinem Nervensystem verankert und sind damit zu einem Körperzustand geworden.

Wenn du einige deiner destruktiven Glaubenssätze kennst und unter ihnen leidest, hast du vermutlich schon einmal versucht, mit ihnen zu arbeiten, sie zu transformieren, sie abzulösen oder sie durch andere Aussagen zu ersetzen.

In der Selbsthilfe- und Ratgeberliteratur finden sich viele Tipps und Hinweise, wie man dabei vorgeht. So wird beispielsweise empfohlen, mit Affirmationen zu arbeiten. Affirmationen sind positive Glaubenssätze, die durch häufige Wiederholung ins Unterbewusstsein gelangen sollen. Ebenso wird vorgeschlagen, Visualisierungen zu nutzen, die dir durch ihre Bildhaftigkeit beim Erreichen bestimmter Ziele helfen sollen.

Vielleicht hast du auch versucht, positives Denken zu trainieren, weil Optimismus positiv beeinflussend ist. Und obwohl du konsequent und regelmäßig daran gearbeitet hast, diese hemmenden und belastenden Sätze dauerhaft loszuwerden, ist es dir höchstwahrscheinlich nicht gelungen. Das liegt nicht daran, dass du dich nicht genügend angestrengt oder diese Übungen zu selten gemacht hast, sondern daran, dass frühkindlich erworbene Glaubenssätze nicht in deinem Kopf, sondern in deinem Nervensystem liegen. Deshalb ist es nicht verwunderlich, dass sie sich durch Affirmationen oder Visualisierungen, also durch Bewegungen im mentalen Raum, nicht verändern oder auflösen lassen. Wenn du diese früh entstandenen Glaubenssätze verändern oder auflösen willst, brauchst du einen veränderten Körperzustand mit einem regulierten Nervensystem.

Anders verhält es sich mit Glaubenssätzen, die du nach deiner Prägezeit erworben hast. Diese Glaubenssätze kannst du relativ leicht ändern und brauchst dafür meist nicht einmal bestimmte Techniken.

Um das zu veranschaulichen, stell dir einmal vor, du hast einen Glaubenssatz entwickelt, aus dem die Überzeugung entstanden ist, dass Veganer die besseren Menschen sind. Schließlich ernähren sie sich tierleidfrei und beschäftigen sich mit Moral, Verantwortung und Ethik. Nun siehst du in einer Dokumentation über Pflanzenforschung, dass eine Mimose, die wiederholt aus 1,10 m Höhe auf den Boden geworfen wird, in den ersten 15 Durchgängen ihre Blätter schließt, um sich zu schützen und möglichst wenig Angriffsfläche zu bieten. Ab Versuch 16 lässt sie aber ihre Blätter offen, weil sie mittlerweile gelernt hat, dass der Sturz keine Gefahr für sie darstellt und ihr nichts passiert. Es gibt unzählig viele berührende Beispiele für die Sensitivität und das »Wissen« von Pflanzen. Sind Veganer angesichts der Empfindsamkeit und Intelligenz von Pflanzen dann wirklich die besseren Menschen? Vielleicht kommst du nach einigen Überlegungen zu der Ansicht, dass diese Einstellung nicht haltbar ist, und löst den Glaubenssatz auf.

Immer dann, wenn Glaubenssätze aufgrund mentaler Bewegungen entstanden sind, lassen sie sich durch entsprechende mentale Gegenbewegungen auch wieder lösen. Um aber diejenigen Glaubenssätze zu verabschieden, die du in deiner Prägezeit im Nervensystem verschaltet hast, benötigst du einen veränderten Körperzustand. Den erreichst du durch das regelmäßige neurogene Zittern, und zusammen mit dem Stress, der dadurch abgebaut wird, entfernst du auch die alten Glaubenssätze aus deinem System.

Ein schönes Beispiel dafür ist Milena, die nach nur neun Wochen des Zitterns eine spektakuläre Erfahrung gemacht hat.

Fallbeispiel: Milena

Die 32-jährige Milena lebt zusammen mit ihrer Frau Birgit und drei weiteren Paaren in einem anthroposophischen Wohnprojekt. Milena und Birgit lieben sich, sie sind seit neun Jahren verheiratet und ihre Verbindung ist eigentlich liebevoll und harmonisch. Es gab allerdings ein großes und häufig auftretendes Problem, das Milena immer wieder aus dem Gleichgewicht warf und ihre Beziehung zu Birgit schmerzhaft belastete: Immer, wenn Milena Birgit etwas sehr Persönliches anvertraute, ihr etwas erzählte, das sie beschäftigte, verunsicherte und für das sie noch keine Sichtweise oder Lösung gefunden hatte, dann hörte Birgit ihr zu und schaute sie dabei an – und diesen Blick kannte Milena. Sie las in ihm die gleiche Distanz, Missbilligung, Kritik und Kälte, mit der ihre Mutter sie immer angesehen und unter der sie so gelitten hat.

Milena hat eine schwierige Beziehung zu ihrer Mutter, die einerseits kalt und unnahbar war, andererseits aber in ihrer Übergriffigkeit keine von Milenas Grenzen respektierte. Ihre Mutter fand nie etwas gut, was Milena dachte, tat oder sagte, und Milena fühlte sich von den harten Blicken ihrer Mutter immer wie vernichtet. Und nun entdeckte sie genau diesen Ausdruck im Blick ihrer Frau. Das entsetzte Milena jedes Mal zutiefst und ließ sie an Birgits Liebe und am Sinn ihrer Beziehung zweifeln.

Milena hatte aufgrund ihrer Kindheitserfahrungen ein sehr negatives Selbstbild. Sie hatte Glaubenssysteme gebildet, die besagten, dass sie nichts erreichen könne, dass alle anderen besser seien als sie, dass sie nichts wert sei und dass das Zusammenleben mit ihr eine Last sei. Und das fand sie immer wieder aufs Neue bestätigt, wenn ihre Frau sie ansah.

Birgit litt darunter genauso wie Milena. Beide hatten über dieses Thema endlos und immer wieder diskutiert, und mit nicht nachlassendem Engagement versuchte Birgit, Milena davon zu über-

zeugen, dass sie nicht so fühlte, wie Milena es empfing. Dass sie nicht so guckte, wie Milena es bei ihrer Mutter zu fürchten gelernt hatte. Aber alles Beteuern und Zureden war vergebens. Wenn sich die akute Situation beruhigt hatte, war Milena zwar durchaus in der Lage, zu realisieren, woher ihre Glaubenssätze kamen und dass Birgit sich ihr gegenüber nie abwertend geäußert hatte. Aber sobald ein neuer Auslösereiz kam, waren Milenas Einsichten wie weggewischt, und alles ging wieder von vorne los.

Das war die Situation, als Milena und Birgit in meine Praxis kamen. Beide waren entmutigt, denn Milenas Selbstabwertung beschäftigte die beiden bereits seit langen Jahren, und nichts, was sie bisher dagegen unternommen hatten, hatte daran etwas ändern können. Allerdings war beiden Frauen neu, dass Glaubenssätze sich nicht im Verstand, sondern im Körper aufhalten, und sie verstanden sofort, dass dort gearbeitet werden muss, wo das Problem liegt. Gleich nach der ersten Sitzung begann Milena mit dem neurogenen Zittern. Sie fand mühelos hinein, ihr Körper gab das Zittern problemlos frei, und so zitterte Milena zweimal täglich für jeweils zehn Minuten.

Nach etwa neun Wochen saßen Milena und Birgit beim samstäglich ausgedehnten Frühstück, und ihre Unterhaltung drehte sich um Milenas Bewerbung als Kuratorin in einer Galerie. Sie hatte sich dort vor einigen Tagen beworben und war an der ausgeschriebenen Stelle sehr interessiert, befürchtete aber, dass ihre Qualifikationen nicht ausreichen würden. Birgit hörte ihr zu und betrachtete sie mit dem ihr eigenen Blick – und Milena erzählte einfach weiter. Die Blicke lösten nichts in ihr aus. Birgit bekam feuchte Hände und rutschte vor Aufregung auf ihrem Stuhl hin und her. Schließlich war eine solche Situation die typische Ausgangsposition für Vorwürfe, Tränen und nervtötenden Streit. Aber nichts passierte. Milena trank seelenruhig ihren Kaffee und merkte nicht einmal, dass irgendetwas anders war.

Da platzte es aus Birgit heraus: »Merkst du denn gar nicht, was hier gerade passiert?!« Milena stutzte. Birgit war ganz aufgeregt und schilderte, dass Milena von ihrer Unsicherheit in Bezug auf die Bewerbung gesprochen und sich durch Birgits Blicke nicht angegriffen oder verunsichert gefühlt hatte! Das hatte sie noch nie erlebt. Nun wurde auch Milena sehr aufgeregt, und die beiden ließen die Situation noch einmal ganz langsam und sehr aufmerksam Revue passieren. Es stimmte! Das, was bisher eine Steilvorlage für Eskalationen gewesen war, spielte plötzlich überhaupt keine Rolle mehr.

Zwei Wochen später hatten Milena und Birgit einen Termin bei mir. Beide waren noch immer erstaunt und sehr glücklich. Am meisten beeindruckte sie, dass Milenas Veränderung ganz ohne jede »innere Arbeit« geschehen konnte, mit der sie sich so lange beschäftigt hatte. Weder hatte sie mit Affirmationen gearbeitet noch gebetet oder Rituale zur Veränderung ihres Selbstbildes gemacht – sie hatte einfach nur gezittert.

Durch die TRE-Praxis begann Milena, ihr autonomes Nervensystem aus dem Überlebensmodus in die Regulation zu bringen, und zusammen mit dem Stress konnte ein Teil ihrer Glaubenssätze den Körper verlassen. Diese Tatsache widersprach so grundlegend allem, was sie bisher gehört, gelesen und versucht hatten, dass sie nicht müde wurden, es immer wieder zu rekapitulieren und zu feiern.

Kapitel 15

ÜBERSCHATTET TRAUMA DAS GANZE LEBEN?

Wenn du seit vielen Jahren oder gar Jahrzehnten Traumafolgen trägst und es dir auf unterschiedlichen Ebenen schlecht geht, wirst du nicht zögern, diese Frage mit »JA!« zu beantworten. Du bist zu dieser Überzeugung gelangt, weil du feststellen musstest, dass deine Beschwerdebilder und dein Leiden immer größer statt kleiner geworden sind. Deine Beobachtung ist keine Einbildung, und es ist auch keine nur gefühlte Verschlechterung, sondern eine Tatsache: Unbehandeltes Trauma bessert sich leider nicht einfach von selbst, sondern wird sogar immer schlimmer.

Dafür gibt es zwei Hauptgründe: Der erste Grund liegt in der Physiologie des Körpers. Der Überlebensmodus des autonomen Nervensystems benötigt alle Ressourcen und alle Kraft, die der Körper zur Verfügung hat. Die daraus resultierenden körperlichen Beeinträchtigungen verschärfen sich im Lauf der Zeit, denn die Versorgungsdepots deines Körpers werden leerer, immer mehr Funktionskreisläufe fallen aus und die Organversorgung wird schwächer.

Der zweite Grund liegt auf der mental-emotionalen Ebene und ist ebenso komplex. Trauma führt zu einem Vermeidungsverhalten, weil du natürlich versuchst, das, was dir Angst bereitet, aus deinem Leben fernzuhalten, und was dich schmerzt, nie wieder erleben zu müssen. Da Trauma aber ein Körperzustand ist und du nichts ohne deinen Körper machen kannst, ist das Trauma immer bei dir. Egal, ob du dich mit Freunden triffst, ins Kino gehst oder eine Reise unternimmst – dein Körper ist immer dabei.

Damit du in größtmöglicher Sicherheit sein kannst, überprüft dein Nervensystem mittels Neurozeption ständig deine Umgebung auf Gefahren. Dabei sortiert es alle Eindrücke in zwei Kategorien: In »sicher« oder in »unsicher« und damit gefährlich. Da die einzige Aufgabe deines Nervensystems darin besteht, dein Überleben zu sichern, hat es seine eigene und oft von deinem Verstand abweichende Meinung zu allem, was gerade passiert. Diese eigene Meinung deines Nervensystems hat sich aus all deinen zurückliegenden Erfahrungen gebildet. Neurozeption ist also nicht neutral und objektiv, sondern setzt sich zum größten Teil aus deinen bisherigen Erlebnissen und Erfahrungen zusammen. Der Sicherheitscheck einer Situation erfolgt also nicht nur aufgrund von aktuellen Fakten, sondern ist überwiegend retrospektiv und vergangenheitsorientiert.

So kann es sein, dass du einen bestimmten Reiz wahrnimmst, den dein Nervensystem sofort als gefährlich einstuft, weil es die Verbindung zu einer früheren Situation herstellt, in der genau dieser Reiz eine Rolle gespielt hat und gefährlich für dich war. Weil dein Verstand keine tatsächliche Gefahrenquelle erkennen kann, verstehst du überhaupt nicht, dass du in eine solche Bedrängnis gerätst und dermaßen außer dir bist. Es kommt dir so vor, als gäbe es gar keinen Grund für deine Reaktion. Das stimmt aber nicht, denn es gibt immer Auslösereize, auch wenn sie dir nicht bewusst sind. Dein Nervensystem verknüpft aufgrund eines Triggers dein aktuelles Erleben mit einem früheren Erleben und schaltet an deinem Verstand vorbei sofort in den Überlebensmodus.

Ein Beispiel: Stell dir vor, du wurdest als Kind von einem Hund gebissen und hast seitdem große Angst vor Hunden. Im Augenblick des Hundebisses hing vielleicht ein bestimmter Geruch in der Luft. Oder aus dem Radio eines vorbeifahrenden roten Autos erklang eine Melodie. Oder auf der anderen Straßenseite schob eine Passantin einen Kinderwagen. Dein Nervensystem hat dann nicht nur den Hundebiss verschaltet, sondern auch den Geruch, das rote Auto, die Melodie und den von einer Frau geschobenen Kinderwagen. Der Hundebiss ist also eingebettet in eine Vielzahl von weiteren Wahrnehmungen. Wenn du nun eine Straße entlanggehst, dein Nervensystem traumabedingt nicht in der Regulation ist und du ein rotes Auto vorbeifahren siehst, signalisiert dein Nervensystem Gefahr, und du bekommst vielleicht eine Panikattacke. Da dein Verstand nichts findet, was dich in Panik versetzen müsste, kannst du deine Reaktion nicht nachvollziehen, findest sie beängstigend und bist dir immer sicherer, dass du massive psychische Probleme hast. Dabei macht dein Nervensystem nur seinen Job.

Eine der Aufgaben des Verstandes in der Traumaheilung ist es, diese Dynamiken zu verstehen. Alles, was du verstehst, kann Sinn ergeben, und Sinn kann Sicherheit generieren. Wenn du also die Arbeitsweise deines Nervensystems kennst und erst seit kurzer Zeit das neurogene Zittern praktizierst, hast du vermutlich immer noch Panikattacken, kannst aber eine erste Entspannung finden in dem Wissen, dass es sich um sehr logische autonome Abläufe handelt, die deinem Schutz dienen sollen.

DIE DYNAMIK VON TRAUMA

Diese Ausführungen sollen dir dabei helfen, nachvollziehen zu können, dass dein Nervensystem durch die Neurozeption immer mehr Dinge, Orte, Situationen usw. als gefährlich einstuft. Die Alarmmeldungen gelten natürlich nicht nur für äußere Konstellationen, sondern auch und besonders für die Begegnung mit Menschen. Auch hier prüft dein Nervensystem sekündlich, ob es diesen Blick, dieses Heben der Augenbraue, dieses Gelächter von früher kennt – und, wenn ja, ist dir die Begegnung mit den entsprechenden Menschen kaum mehr möglich. Dein Leben schnürt sich unaufhaltsam immer enger zusammen. Es gibt immer weniger Orte, an denen du dich wohlfühlst, immer weniger Menschen, mit denen du entspannt zusammen sein kannst und immer weniger Aktivitäten, bei denen deine Freude daran größer ist als die Anstrengung.

Bis dein Nervensystem durch das neurogene Zittern in die Regulation kommt, ist es wichtig, möglichst viele Auslösereize zu vermeiden. Allerdings musst du sie dafür kennen. Einige Auslöser sind dir natürlich bekannt, und falls du zum Beispiel Panik in geschlossenen oder engen Räumen hast, kannst du statt des Fahrstuhls die Treppe nehmen. Aber die Trigger, die dir nicht bewusst sind, kannst du nicht vermeiden.

Deshalb ist es sehr unterstützend, wenn du einige Übungen zum Stressmanagement erlernst, um schwierige und herausfordernde Situationen zu überstehen, ohne von ihnen überwältigt zu werden. Dazu findest du im Kapitel »Ressourcen und Notfallapotheke« viele Hinweise.

Du hast jetzt ein immer vollständigeres Bild von der Wirkkraft und Reichweite von Trauma, und mit diesem Wissen kannst du dich vielleicht schon ein wenig beruhigen, weil du erkennst, dass du nichts falsch machst, dass du keine Wahnvorstellungen hast und dass alle deine Empfindungen, Eindrücke und Reaktionen völlig logisch und berechtigt sind. Du verstehst nun immer besser, wie sehr Trauma und seine Folgen sich auf dein Leben ausgewirkt haben und es immer noch beeinflussen.

Trauma kann dich aber auch stärker machen. Denn wenn deine alten Wunden heilen, setzt ein Prozess ein, der in der Psychologie *Posttraumatic Growth (PTG)* genannt wird. Mit posttraumatischem Wachstum ist die Fähigkeit gemeint, gerade durch die traumatisierenden Erfahrungen persönliche Entwicklungsprozesse in Gang zu setzen. So haben beispielsweise Menschen, die in ihrer Prägezeit in die Parentifizierung gezwungen wurden, also in eine Rollenumkehr, bei der sie »Eltern-Funktionen« übernehmen mussten, ein hohes Maß an empathischem Einfühlungsvermögen entwickelt, das es ihnen in besonderer Weise ermöglicht, ein tiefes und mitfühlendes Verständnis für andere zu haben.

Fast immer ordnen sich auch die persönlichen Prioritäten nach traumatischen Erlebnissen neu, und individuelle Wertvorstellungen können häufig mit großer Klarheit gebildet werden. Weitere mögliche Folgen nach überstandenen Traumatisierungen sind oft eine stärkere Wertschätzung für das Leben, ein größeres Gefühl von Selbstwirksamkeit und mehr Bewusstsein für neue Möglichkeiten.

Menschen, die viel Leid und Not kennengelernt haben und diese Erfahrungen integrieren konnten, fühlen sich durch das Erlebte gestärkt. Wenn sie in ihrer aktuellen Gegenwart mit Problemen konfrontiert werden, können sie diese mit großer Zuversicht angehen, weil sie wissen, dass sie schon viel Schlimmeres überstanden haben.

Du siehst also, dass es der Komplexität eines Lebens nicht gerecht wird, Menschen mit traumatischen Erfahrungen ausschließlich als Opfer zu sehen. Leider erleben nach aktuellen Studien nur etwa 30 Prozent aller Traumaopfer danach ein inneres Wachstum. Die Forschung ist sich nicht einig darüber, welche Voraussetzungen nötig sind, um von einem traumatischen Ereignis zu profitieren und nicht daran zu zerbrechen.

In meinen Augen ist es sehr traurig, aber nicht verwunderlich, dass nur so wenige Menschen in ein posttraumatisches Wachstum kommen können. Meiner Meinung nach liegt das daran, dass die Traumaforschung noch sehr jung ist und das nötige Wissen über die Zusammenhänge bisher nur einer relativ kleinen Gruppe von Fachleuten zur Verfügung steht. Die überwiegende Mehrheit der Ärzte, Psychologen, Psychiater, Mediziner, Heiler und Coaches, die Menschen mit Traumafolgen therapieren oder begleiten, wissen nichts über die Bedeutung des autonomen Nervensystems bei Traumageschehen. Ihnen ist nicht bekannt, dass Trauma ein Körperzustand ist, und behandeln es weiterhin als psychisches Problem.

Aus meiner eigenen Praxiserfahrung muss ich leider sagen, dass es vielen Menschen, die zu mir kommen, auch deshalb so schlecht geht, weil sich ihr Leiden durch jahrelange Fehlbehandlung vertieft und verschlimmert hat. Manchen wurde dann ganz klar gesagt, dass sie »austherapiert« seien, und die meisten von ihnen können sich nicht mehr vorstellen, dass ihr Zustand besser und ihr Leben jemals lebenswert werden könnte.

In dieser Verzweiflung kostet es viel Kraft, den letzten Rest an Vertrauen aufzubringen, um sich auf eine neue Therapie einzulassen.

Besonders traurig und alarmierend finde ich die Situation schwer traumatisierter Kinder, die in öffentlichen Einrichtungen oder Heimen untergebracht sind und so gut wie nie traumatherapeutisch begleitet werden. Dort gelten bereits Neunjährige als »austherapiert«. Tiefe Ängste, Panik und Orientierungslosigkeit bestimmen ihren Alltag, sie sind nur sehr eingeschränkt ansprechbar und ertragen ihr Leben nur noch unter dem Einfluss von stärksten Medikamenten.

Kapitel 16

WIE KÖNNEN ELTERN VERMEIDEN, IHR TRAUMA WEITERZUGEBEN?

Dieses Kapitel liegt mir besonders am Herzen, denn als meine Tochter auf die Welt kam, fühlte ich mich einerseits als der glücklichste Mensch auf der Welt, andererseits war ich so voller Angst, dass ich meine Traumatisierungen an sie weitergeben würde und sie eine ähnliche Hölle durchleben müsste wie ich, dass meine Freude unter einer Decke aus Angst erstickt wurde.

Als ich wieder etwas freier atmen konnte, las ich alle Bücher, die auch nur im Entferntesten etwas mit Babys, Kindern, Pädagogik, Elternschaft und Erziehung zu tun hatten. Da es in meinem Freundeskreis keine Kinder gab, an denen ich ein bisschen hätte üben können, wusste ich nicht einmal, wie man ein Kind windelt oder wie man es schaffen soll, ihm etwas anzuziehen, ohne seine zarten Gliedmaßen zu verletzen. Kein einziger Handgriff war mir bekannt und geläufig, und ich hatte dauernd Angst, irgendetwas zu übersehen oder ganz entsetzlich falsch zu machen. Dieses kleine Geschöpf in meinen Armen fühlte sich nah und vertraut und gleichzeitig wie von einem fremden Stern an. Ich bin froh, dass diese verunsichernde Zeit hinter mir liegt, kann aber aus heutiger Sicht sagen, dass es gerade meine flächendeckende Unwissenheit war, die meine Tochter und mich geschützt hat. Menschen mit einer halbwegs guten Kindheit laufen nämlich viel eher Gefahr, sich am Vorbild der eigenen Eltern zu orientieren, und das war für mich niemals eine Option.

Mit dieser inneren Haltung lief ich nicht Gefahr, auf Autopilot zu schalten, und das war eine gute Voraussetzung für hochbewusste

Aufmerksamkeit und achtsame Begegnung mit meinem Kind. Alles, was ich tat oder nicht tat, war durchdacht, begrübelt, begründet und durch mehrfache Sicherheitschecks gegangen. Für Spontaneität, Freude und Leichtigkeit blieb in den ersten Monaten leider kein Raum, ich konnte es nicht *genießen*, ein Baby zu haben. Aber diesen Preis zahlte ich gern, denn ich hoffte, durch mein geplantes, durchdachtes und strukturiertes Vorgehen sicherzustellen, dass ich nicht »aus Versehen« mit meinem Kind so umging, wie ich behandelt worden war.

Ich freue mich über jeden Menschen, der sich dazu entschließt, mit mir zu arbeiten; und ganz besonders freue ich mich, wenn ich junge Paare begleiten darf, die eine Familie gründen möchten und ihre eigenen Traumatisierungen auf gar keinen Fall an ihr Kind weitergeben wollen. Das freut mich deshalb so sehr, weil ich in diesem Wunsch ein Zeichen dafür sehe, dass Trauma und Traumatisierungen zunehmend in die Aufmerksamkeit einer breiteren Öffentlichkeit rücken. Auch wenn die Unsicherheiten noch groß sind, was Trauma eigentlich bedeutet und wie damit umzugehen ist, so ist die zunehmende Sensibilisierung vieler Menschen eine wichtige Voraussetzung für heilsame Veränderungen.

Auch bekomme ich viele Anfragen von Eltern, deren Kinder schon etwas älter sind und Verhaltensauffälligkeiten zeigen. Die Eltern möchten nun wissen, wie sie ihrem Kind das neurogene Zittern beibringen können und was das Kind sonst noch tun muss, um weitergegebene Traumatisierungen wieder lösen zu können.

Beide Anliegen haben einen gemeinsamen Nenner: Es sind die Eltern, die etwas tun können und müssen, nicht die Kinder.

Um dein Kind bestmöglich zu begleiten, finde ich es als ersten Schritt sehr hilfreich, wenn du dir überlegst, was gute Eltern in deinen Augen kennzeichnet. Was genau unterscheidet für dich »gute« von »schlechten« Eltern? Bitte ergründe diese Frage so konkret und präzise wie möglich. Versuch nicht, sie nur für dich allein zu beantworten, sondern tausch dich darüber auch mit deinem Partner und deinen Freundinnen und Freunden aus. Alles, was du mit dir allein abmachst, ist immer auf dich selbst bezogen, denn du betrachtest die Dinge aus deinem eigenen System aufgrund eigener Erfahrungen und Erlebnisse. Das ist normal, und das tut jeder Mensch. Um aber eine vollständigere Perspektive und neue Impulse zu bekommen und bisher vielleicht nicht berücksichtigte Facetten erkennen zu können, ist der Austausch mit anderen Menschen sehr wertvoll und hilfreich.

Ebenso wichtig finde ich, dass du herausfindest, welche Gedanken, Meinungen und Vorstellungen du von Kindern hast. Glaubst du, dass Kinder wilde und unzivilisierte Wesen sind, die dringend Erziehung brauchen, um gesellschaftsfähig zu werden? Diese Einstellung war bis in die Siebzigerjahre hochaktuell und ist auch heute noch die Sichtweise vieler Menschen auf Kinder. Bis in die Achtzigerjahre wurden zu früh geborene Babys sogar oft ohne Narkose operiert, weil man davon ausging, dass sie noch keine vollständigen Menschen und zu klein seien, um etwas zu fühlen. Ihre Schmerzensschreie wurden als »Reflex« interpretiert.

Ebenso möchte ich dich ermutigen, dir zu überlegen, wie du deine Rolle als Mutter siehst. Wie stellst du dir eine gute Mutter vor? Wie möchtest du als Mutter sein? Und welche väterlichen Eigenschaften wünschst du dir für euer Kind? Diese Fragen sind sehr konstruktiv, denn sie helfen dir, eine innere Haltung zur Elternschaft zu finden. Deine innere Haltung bestimmt, wie du Ereignisse, Situationen und Erfahrungen mit deinem Kind bewertest und wie du darauf reagierst. Deine innere Haltung drückt sich in deinen Überzeugungen, deinen Emotionen und deinem Verhalten aus und bestimmt maßgeblich die Realität deines Kindes.

Bisher habe ich ausschließlich mit Eltern gearbeitet, die ihre Rolle als Mutter oder Vater mit einer Art Allwissenheit verbunden haben. Sie glaubten, gute Eltern zu sein, wenn sie immer genau wüssten, was zu tun sei, und erwarteten von sich, ihrem Kind für jedes Problem und jede Herausforderung eine Lösung anbieten zu können. Diese Haltung ist ebenso weit verbreitet wie anstrengend und nicht empfehlenswert. Sie setzt die Eltern unter ständigen Leistungsdruck, denn es ist eine große Herausforderung, für jedes auftauchende Problem eine gute Lösung parat zu haben. Wenn sie dann einmal keine Lösung anzubieten haben, entspricht das nicht dem eigenen Anforderungsprofil, und sie fühlen sich als Versager. Das Gefühl, nicht gut genug zu sein, ist den Eltern aus ihrer eigenen Kindheit bestens bekannt, und hier wird es wiederbelebt. Wieder einmal scheinen sie versagt zu haben, wieder einmal haben sie etwas nicht richtig gemacht, und darunter leiden sowohl sie selbst als auch ihr Kind, das diesen Stress natürlich mitbekommt und auf sich selbst bezieht.

Aber selbst wenn es den Eltern gelingen sollte, immer wieder Lösungen zu präsentieren, ist damit leider noch nicht sichergestellt, dass diese Lösung auch wirklich passend ist und dem Kind guttut. Wenn Eltern von sich erwarten, die Probleme ihres Kindes lösen zu müssen, kann es passieren, dass sie dem Kind Handschuhe anziehen, weil sie selbst kalte Finger haben.

Nicht zuletzt können permanente Lösungsangebote den kindlichen Gestaltungsraum einschränken. Wenn die Eltern immer schon wissen, welches die richtige Vorgehensweise ist, kann das Kind nicht lernen, seine Selbstständigkeit zu erweitern, indem es eigene Lösungen ersinnt und diese auch umsetzt.

Wenn du deine eigenen Traumatisierungen nicht weitergeben willst, ist eine möglichst große Freiheit von Konzepten und Erwartungen sehr unterstützend. Konzepte und Erwartungen können wie Scheuklappen sein, die nur einen kleinen Ausschnitt auf die Welt zulassen und den Weitblick verstellen. Statt deine Energie in Erwartungshaltungen zu binden, kannst du bewusst darauf achten, deinen Blick immer wieder frei zu zwinkern, um von dir selbst und deinen eigenen Erfahrungen und Ängsten absehen zu können und sie nicht auf dein Kind zu projizieren. Dann brauchst du auch nicht zu versuchen, dein Kind in eine Richtung zu lenken, die für dich selbst zwar interessant und unterstützend war, für dein Kind aber womöglich gar nicht relevant ist. Das neurogene Zittern wird dir bei der Öffnung deines Geistes sehr gute Dienste leisten.

WIE WIRD MEIN KIND RESILIENT?

Ich war 42, als meine Tochter auf die Welt kam, also ziemlich »alt«. Vor ihrer Geburt musste ich fünf Babys ungeboren gehen lassen, und durch die Kombination aus meinem Alter und den Fehlgeburten war ich um die Sicherheit und das Wohl meiner Tochter vermutlich noch ein bisschen besorgter, als es die meisten Mütter ohnedies sind.

Als meine Tochter zu krabbeln begann, sah ich zum ersten Mal, wie scharf die Ecken unseres Glastisches waren, und immer, wenn sie sich in seiner Nähe bewegte, fragte ich mich, warum es eigentlich keine Helmpflicht für Krabbelkinder gibt?! Überall sah ich Gefahren lauern, die mir vorher nie aufgefallen waren, und am liebsten hätte ich mein Kind in einer Sänfte durch die Welt getragen. Glücklicherweise war mir während meiner umfangreichen Lektüre auch der Begriff der »Helikoptermutter« begegnet, und ich hatte mir fest vorgenommen, den Lebensraum meines Kindes nicht mit meiner Angst zuzuschnüren.

Dieser Vorsatz klang in der Theorie recht einfach. In unserem Haus gab es einen fünf Meter hohen Raum, der bis unter die Decke mit Bücherregalen ausgestattet war. Die oberen Buchreihen waren nur durch eine Klappleiter aus Aluminium zu erreichen, die immer vor den Regalen stand. Noemi war 13 Monate alt und konnte seit vier Wochen laufen. Sie saß auf dem Boden und spielte mit ihren Stofftieren, ich saß auf dem Sofa und las. Beim Umblättern hob ich unwillkürlich den Blick und sah das Kind nicht mehr auf dem Boden, sondern auf der Leiter, die es schon zur Hälfte erklommen hatte. Mein erster Impuls war, zu schreien, aufzuspringen und meine Tochter abzupflücken. Stattdessen biss ich mir auf die Zunge und zwang mich, reglos und mucksmäuschenstill auf dem Sofa sitzen zu bleiben, denn ich wollte ja nicht helikoptern. Mir lief der Schweiß aus allen Poren, mein Herz raste, und ich bekam kaum Luft. Ich hatte Angst, mich zu bewegen, denn jede Regung von mir hätte das Kind ja aus seiner Konzentration und zu Fall bringen können. Noemi strebte dem oberen Ende der Leiter zu, bestieg das kleine Plateau, das sich dort befand, drehte sich um und winkte mir zu. Ich krächzte etwas und grüßte zurück. Ganz sachte schob ich mich auf sie zu und begleitete ihren Abstieg mit möglichst beruhigenden und zustimmenden Worten. Als sie wohlbehalten auf dem Boden ankam, war ich wie aus dem Wasser gezogen, völlig fertig und zitterte am ganzen Leib, während Noemi sichtlich zufrieden auf die Keksdose zusteuerte.

Mit dieser Geschichte will ich dich nicht dazu auffordern, dein Kind unnötigen Gefahren auszusetzen oder es zu Leichtsinn zu verleiten. Aber das wundervolle Geschenk der Elternschaft besteht unter anderem darin, nicht nur das Kind wachsen zu sehen, sondern auch selbst zu wachsen.

Um möglichst wenig traumatisiert zu werden, braucht dein Kind Resilienz. Die erste Resilienz schenkst du ihm durch sichere, stabile und liebevolle Bindungserfahrungen in den ersten drei

Lebensjahren. Die später notwendige sekundäre Resilienz kann dein Kind erwerben, wenn du ihm die Freiheit gibst, eigene Erfahrungen machen zu können. Nur durch die erfolgreiche Bewältigung von Herausforderungen kann dein Kind soziale Kompetenzen erwerben, eine positive Selbstwahrnehmung entwickeln, ein Gefühl der Selbstwirksamkeit aufbauen und die eigenen Stärken und Talente erkennen.

Vielleicht erscheint es dir überfordernd und rabenmütterlich, dein Kind mit Problemen zu konfrontieren und es seine eigenen Erfahrungen machen zu lassen? Dann wende dich vielleicht der spannenden Frage zu, was ein Problem eigentlich ist. Das Wort »Problem« kommt aus dem Griechischen und bedeutet *»das Vorgeworfene oder Vorgelegte«*. Es handelt sich also um etwas, das vorgelegt wird, damit es gelöst werden kann, ähnlich einem Quiz oder Kreuzworträtsel. Ein Problem wird erst dann zu einer Belastung, wenn es nicht mehr als spannende Suche nach einer Antwort verstanden werden kann, sondern mit Leistungsdruck, Erwartungshaltungen, Versagensangst, Bestrafung und Demütigungen gekoppelt ist. Diese negativen Kopplungen, die im autonomen Nervensystem verschaltet sind, entstehen durch Erfahrungen in der Herkunftsfamilie, also durch Bindungstraumatisierungen. Ein freier, nicht traumatisierter Mensch sieht ein Problem nicht als Problem, sondern als eine Aneinanderreihung aufregender Abenteuer, die das Leben für ihn bereithält, damit es nicht langweilig wird.

Wenn dein Kind sich mit auftretenden Problemen beschäftigen und sie selbst lösen darf, entwickelt es eine Stärke, die es vor traumatischen Erfahrungen schützen kann. Wenn dein Kind dich um Rat, Schutz oder Hilfe bittet, wirst du dem natürlich gern entsprechen – und wenn es dich nicht darum bittet, brauchst du es in seinen Tätigkeiten nicht zu stören, sondern kannst du darauf vertrauen, dass es an der Aufgabe gerade wächst.

Es ist ein großer und weitverbreiteter Irrtum, zu glauben, dass Kinder nicht viel können, dass man ihnen alles beibringen muss und dass man ihnen wegen des Kompetenzgefälles nicht auf respektvoller Augenhöhe begegnen kann. Kinder sind aber keine einfältigen Wesen oder gar unbeschriebene Blätter, die du mit deiner Handschrift füllen musst. Sie kommen zwar durch dich auf die Welt, sind aber ein eigenes kleines Universum, das keine Gebrauchsanweisung benötigt, um sich zu entfalten, und das du liebevoll, behutsam und staunend erforschen kannst.

Menschen, die das Modell der Reinkarnation für stimmig halten, beobachten immer wieder, dass manche Kinder eine größere Weisheit in sich tragen als ihre Eltern. Natürlich haben sie, solange sie klein sind, gewisse motorische Einschränkungen, einen begrenzten Wortschatz und noch wenig Erfahrung, und doch sind ihnen schon in sehr jungen Jahren die wichtigsten Dinge des menschlichen Lebens bekannt und verständlich. Jedes Kind kennt Betrug, Verrat, ungerechte Bevorzugung, Eifersucht, Neid, Mobbing, Ungerechtigkeit usw. Diese Dramen erscheinen den meisten Erwachsenen nur deshalb harmlos und nicht weiter ernst zu nehmen, weil sie sich im kindlichen Rahmen von Krabbelgruppe, Kindergarten, Spielplatz und Schule abspielen, aber die Bedeutungsschwere ist um nichts geringer als das, was Erwachsene am Arbeitsplatz, in Freundschaften oder in ihrer Beziehung erleben. Du kannst also davon ausgehen, dass dein Kind bestens versteht, wenn du sauer bist, weil eine Kollegin befördert wurde, obwohl man *dir* den Job versprochen hatte. Wenn es dich fragt, warum du so komisch bist, dann kannst du ihm erklären, was gerade in dir vorgeht und brauchst nicht mit einem *»Das verstehst du noch nicht«* ausweichen.

Albert Einstein war davon überzeugt, dass Kinder das Grundprinzip von *allem* verstehen, wenn man es ihnen gut genug erklärt. Sollte das Kind es trotz Erklärung nicht verstanden haben, liege das nicht an der Dummheit des Kindes, sondern an der Unfähigkeit der Eltern. Dem schließe ich mich vorbehaltlos an, denn diese Aussage entspricht genau dem, was ich mit meiner Tochter von Windelbeinen an erlebt habe.

Natürlich musst du nicht alles mit deinem Kind teilen und wirst manche Dinge für dich behalten wollen. Vielleicht bist du auch einfach zu müde oder zu gestresst, um dauernd alles zu erklären. In beiden Fällen kannst du deinem Kind freundlich sagen, dass du nicht darüber sprechen willst. Das ist völlig in Ordnung und dein gutes Recht, aber es macht einen großen Unterschied, ob du deinen Unwillen ehrlich kommunizierst oder ob du vorgibst, etwas deshalb nicht zu erzählen, weil dein Kind zu klein ist und es noch nicht verstehen kann.

Kinder haben überaus feine Antennen für deine Stimmung und spüren sehr genau, wenn dich irgendetwas unangenehm berührt. Wenn du beispielsweise einen aufwühlenden Streit mit deiner Freundin hattest oder eine Auseinandersetzung mit deinem Mann wird dein Kind das merken. Wenn es fragt, was denn los sei, neigen die meisten Eltern dazu, ihr Kind nicht mit den eigenen Problemen belasten zu wollen, und behaupten lieber, dass gar nichts los und alles in Ordnung sei. So verständlich dies Verhalten auch ist, bringt es das Kind aber in Schwierigkeiten, denn es wird mit einer Doppelbotschaft konfrontiert: Einerseits spürt es genau, dass es dir nicht gut geht, andererseits behaupten deine Worte das Gegenteil. Da dein Kind lebensnotwendig darauf angewiesen ist, dir vertrauen zu können, lernt es das, was es intuitiv wahrnimmt, als falsch einzuordnen und die Wahrheit in dem zu sehen, was es durch deine Worte empfängt. Auf diese Weise lernt es, seiner Intuition nicht mehr zu vertrauen. Dabei ist eine wahrnehmbare Intuition für jeden Menschen sehr wichtig, um sich in einer schnelllebigen und unübersichtlichen Welt zurechtzufinden.

Wer seiner Intuition nicht mehr traut, läuft Gefahr, auf billige Versprechungen, auf Lügner, Betrüger und Manipulatoren hereinzufallen, weil er gelernt hat, dass das, was gesagt wird, wichtiger ist als das, was er fühlt.

Der dänische Familientherapeut Jesper Juul fordert in seinem Buch »Beziehung statt Erziehung« alle Eltern auf, authentisch zu sein. Das ist ein wunderbarer Appell, dem ich mich anschließen möchte. Authentisch zu sein, bedeutet in diesem Zusammenhang, dass du dich deinem Kind nicht nur als Mutter oder Vater zeigst, sondern als der ganze komplexe Mensch, der du bist. Dazu brauchst du Mut, weil dir die Fassade des überlegenen Elternteils dann keinen Schutz mehr bietet, denn in der authentischen Begleitung deines Kindes sind traditionelle Rollenbilder und Hierarchiegefälle nicht mehr relevant. In einer gleichberechtigten Beziehung kannst du die Meinungen und Ansichten deines Kindes genauso ernst nehmen wie deine eigenen, egal, wie alt es ist. Du brauchst eure Wohnung nicht in ein Klassenzimmer zu verwandeln, indem du deinem Kind eine andere und »richtigere« Meinung beibringst, sondern kannst dich entspannt daran erfreuen, den Ansichten und Einschätzungen deines Kindes zuzuhören.

Du kannst die Wünsche deines Kindes genauso respektieren wie deine eigenen oder die deines Partners. Du kannst auf alle Fragen deines Kindes aufrichtig antworten und brauchst es nicht mit Ausreden oder Floskeln abzuspeisen. Du kannst zugeben, etwas nicht zu wissen, und anbieten, es gemeinsam in Erfahrung zu bringen. Du kannst eingestehen, dass du dich geirrt hast und nicht weißt, was jetzt am besten zu tun ist. Du kannst dich entschuldigen, wenn du einen Fehler gemacht hast. Diese Art der Begegnung ermöglicht es dir, schon mit einem sehr kleinen Kind eine respektvolle Beziehung zu führen, in der traumatisierende Elemente kaum vorkommen können.

Es geht ausdrücklich nicht darum, dass du dich aufgibst, dich in den Dienst deines Kindes stellst und alles tust, was es will. Aber es geht darum, eine Beziehung zu gestalten, in der dein Kind sich nicht unterlegen fühlt, sondern gleichberechtigt ist. So, wie du lernst, immer besser für deine eigenen Bedürfnisse zu sorgen, kannst du dich auch für die Bedürfnisse deines Kindes öffnen und schauen, ob du sie erfüllen kannst und willst oder nicht.

Es ist nicht so, dass alle Bedürfnisse unbedingt erfüllt werden müssen, sie müssen aber gewürdigt werden. Viele Eltern, mit denen ich arbeite, interpretieren eine gute Begleitung ihres Kindes so, dass sie ihre eigenen Wünsche und Bedürfnisse aufgeben oder zurückstellen, um ihrem Kind gerecht zu werden. Das ist kein empfehlenswertes Modell, denn zum einen ist es für die Eltern anstrengend und kaum durchzuhalten, zum anderen wird dem Kind ein bedenkliches Bild von Beziehungsgeschehen vermittelt. Es würde sehen, dass Beziehungen nur dann funktionieren, wenn der eine Teil sich aufopfert, um dem anderen Teil das zu geben, was er verlangt. Gelingende und liebevolle Beziehungen brauchen Gleichberechtigung ohne künstliche Hierarchien.

Sobald du bereit bist, dich deinem Kind über die Elternrolle hinaus als Mensch zu zeigen und in der Aufrichtigkeit einer authentischen Verbindung zu leben, werden deine eigenen Bedürfnisse ebenso erfüllt wie die deines Kindes. Um diese Wahrhaftigkeit leben zu können und deine eigenen Traumatisierungen nicht weitergeben zu müssen, ist es unerlässlich, dass du dich deinen eigenen Wunden und Verletzungen zuwendest. Sonst wirst du vieles von dem, was in deinem Kind zum Ausdruck kommt, unterdrücken müssen, weil du es dann als Trigger erlebst, den du nicht ertragen kannst. Wenn du aber bereit bist, dich deiner eigenen Heilung zuzuwenden, schaffst du die Voraussetzung dafür, immer klarer sehen zu können, nicht mehr projizieren zu müssen und weder deine Ängste noch deine Bedürfnisse mit denen deines Kindes zu verwechseln.

Ich wünsche dir von ganzem Herzen die Kraft und den Mut, deinen Heilungsweg zu beginnen und damit die lange Kette der generationsübergreifenden Traumatisierungen endlich zu unterbrechen.

Kapitel 17

VERGEBEN UND VERZEIHEN

Sowohl in der Therapie als auch in der spirituellen Literatur, in Büchern zur Persönlichkeitsentwicklung und in Selbsthilferatgebern wird immer wieder betont, dass Vergeben und Verzeihen notwendig und wichtig seien. Das kann sogar wie ein Imperativ klingen: Du musst vergeben und verzeihen, sonst kann es dir nicht besser gehen, du kommst auf deinem Weg nicht weiter, und heilen kannst du auch nicht. Das wird dann mit zahlreichen Analogien und Metaphern begründet und veranschaulicht. Du sollst dir zum Beispiel vorstellen, dass alles, was du nicht vergibst, dich wie ein schwerer Stein in deinem Lebensrucksack niederdrückt und dir Kraft, Freiheit und Leichtigkeit raubt. Oder dass der Groll, den du spürst, *dich* zerfrisst, aber die Person, gegen die er sich richtet, völlig unberührt lässt. Wie ein Gummiband zieht es dich unerbittlich und immer wieder in die Vergangenheit zurück, wenn du nicht vergeben kannst, was dir ein präsentes Leben im Hier und Jetzt unmöglich macht.

So einleuchtend diese Argumente auch klingen mögen – sie erfassen weder das volle Spektrum des Themas, noch gehen sie tief genug. Es klingt so, als bräuchtest du dich nur dazu entschließen, zu vergeben, und schon wären die Steine aus deinem Rucksack verschwunden, der Groll aufgelöst und das Gummiband durchschnitten. Dass es offensichtlich doch nicht so einfach ist, zeigt die Fülle an Literatur zu diesem Thema.

Sehr viele meiner Klienten haben sich ausführlich mit Büchern über das Verzeihen, mit Vergebungsarbeit und Verzeihungsritualen beschäftigt. Woran liegt es aber, dass trotz aller Bemühungen das ersehnte Ergebnis nicht erzielt wird? Aus traumatherapeutischer Perspektive und aus Sicht der Polyvagaltheorie ist es nicht verwunderlich, dass diese Form der inneren Arbeit nicht funktioniert. Vergebung ist ein Konzept – und Konzepte entstehen im Verstand. Die Erlebnisse, Erfahrungen und Vorfälle, die du in die Vergebung bringen möchtest, sind jedoch nicht in deinem Verstand, sondern in deinem Körper, genauer gesagt im autonomen Nervensystem, gespeichert. Dein Verstand hat aber keinen Einfluss auf das Nervensystem, denn seine autonom ablaufenden Prozesse kannst du nicht willentlich steuern. Sowenig, wie du beschließen kannst, dass du ab heute glücklich sein möchtest, kannst du entscheiden, dass du ab heute vergeben und verzeihen willst.

Dazu braucht es einen Körperzustand, der dir das Vergeben ermöglicht. Wenn du glücklich sein möchtest, kannst du dein Nervensystem aus dem Überlebensmodus herunterregulieren, dadurch entsteht Entspannung, und wenn du entspannt bist, ist Glück möglich. Glück ist also das Ergebnis eines Prozesses.

Ganz genauso verhält es sich mit dem Vergeben und Verzeihen. Du kannst dein Nervensystem entsprechend regulieren, sodass du dich zunehmend entspannst, und in diesem Zustand erwirbst du im Laufe der Zeit die Fähigkeit, dich zu entscheiden, ob du jemandem verzeihen möchtest oder nicht.

Diese neurobiologische Betrachtungsweise der Verortung innerer Prozesse im Körper ist leider viel zu wenigen Menschen bekannt, und die bestehenden Vorstellungen und Ansichten bedürfen dringend einer Aktualisierung. Seit Jahrhunderten sind wir es gewohnt, uns über den Verstand zu definieren und ihn als die mächtigste Instanz unserer Identität zu betrachten. In einer derartigen Betrachtungsweise ist der Kopf des Menschen das alles entscheidende Zentrum. Für Menschen, die Traumafolgen tragen, ist der Körper zudem etwas sehr Unangenehmes, Belastendes und sogar Gefährliches, denn sie erleben ihn als unberechenbaren Feind, der ihnen Schmerzen bereitet und sie mit beunruhigender Symptomatik ängstigt. Traumatisierte Menschen bewegen sich deshalb bevorzugt im Kopf, der ihr mentaler Schutzraum ist, und haben den Körper mitunter vollständig abgespalten.

Auch Trauma wird als »Kopfsache« betrachtet und kann so lange nicht in die Heilung kommen, bis der tatsächliche Ort des Geschehens adressiert wird: der Körper. Es ist längst überfällig, dass wir unsere Perspektive erweitern, und die Polyvagaltheorie bildet die wichtigste Grundlage für diesen dringend benötigten Wandel im therapeutischen Kontext.

Trauma ist ein Körperzustand, Glück ist ein Körperzustand, Vergeben ist ein Körperzustand. Was auch immer du tun willst, hängt von den Bedingungen und Voraussetzungen deines Körpers ab. Um deine Traumata zu heilen, musst du dein Nervensystem regulieren. Nur dann bist du in der Lage, wählen und dich für ein bestimmtes Verhalten entscheiden zu können. Das ist mit einem dysregulierten Nervensystem nicht möglich – der Überlebensmodus lässt dir keine Wahl und ermöglicht nur begrenzte Optionen.

Erst wenn dir klar ist, dass du dich zum Verzeihen und Vergeben nicht einfach entscheiden kannst, sondern dafür die körperlichen Voraussetzungen eines regulierten Nervensystems brauchst, kannst du dich auf einer gestalterischen Ebene mit dem Thema auseinandersetzen. Dazu kann es hilfreich sein, wenn du dich einigen Fragen zuwendest, die deinen eigenen Weg deutlicher werden lassen, denn niemand hat das Recht, dir vorzuschreiben, dass du verzeihen musst. Das kannst du nur für dich selbst entscheiden und spüren, ob es sich wirklich stimmig anfühlt. Du könntest dich zum Beispiel fragen, ob du unbedingt verzeihen musst, weil es sonst negative Konsequenzen für dich hat. Du kannst dir auch überlegen, ob die Person, der du vergeben möchtest, sich eigentlich bei dir entschuldigt hat. Wie wäre es für dich, wenn derjenige Mensch, der dir Leid angetan hat, sich bei dir entschuldigen würde?

Eine aufrichtige Entschuldigung kann vieles verändern und ist keine Formalität. Sich zu entschuldigen, bedeutet, Verantwortung für das eigene Handeln zu übernehmen und das zugefügte Leid anzuerkennen und zu würdigen. Man gibt zu, Fehler gemacht zu haben, und drückt die Absicht aus, es zukünftig anders zu machen. Es reicht keinesfalls aus, zu glauben, es sei ja sowieso klar, dass es einem leidtue und man sich nicht noch entschuldigen müsse. Entschuldigungen sind auch mit zeitlichem Abstand noch wichtig und für die Betroffenen von großer Bedeutung. So war es für die indigenen Völker in Nordamerika wichtig und bedeutsam, dass sich die US-Regierung im Jahr 2000 erstmals öffentlich für die Verfolgung, Vertreibung und Misshandlung entschuldigt hat. Auch wenn die Täter sich nicht mehr persönlich entschuldigen können, hebt dies nicht die Notwendigkeit einer Entschuldigung auf. Die Bitte um Vergebung kann auch durch spätere Generationen erfolgen, selbst wenn sie persönlich gar nicht an den Grausamkeiten beteiligt waren.

SOLL MAN ALLES VERGEBEN UND VERZEIHEN?

Die Frage, ob du alles und jedem vergeben musst, ist herausfordernd, und deine Meinung kann sich im Laufe der Zeit verändern. Vielleicht ist es so, dass du manches verzeihen kannst, anderes aber nicht. Und vielleicht fällt es dir bei einigen Menschen leichter als bei anderen.

Wie oben beschrieben, ist die Fähigkeit, zu verzeihen, in erster Linie eine Frage deiner körperlichen Verfassung und der daraus resultierenden Kapazitäten. Erst mit einem regulierten Nervensystem kannst du dich der Frage auch unter philosophischen Aspekten nähern und dann, entsprechend deiner Einsicht, wählen, wie du dich verhalten möchtest.

Ein Buddha-Zitat lautet: »*Alles verstehen heißt, alles verzeihen.*« Buddha wollte damit zum Ausdruck bringen, dass das Wissen um die Zusammenhänge Einfluss auf deine Einschätzung hat.

Wenn du also die Beweggründe für eine Handlung oder Aussage kennst, kann sich deren faktische oder emotionale Beurteilung ändern. Wenn für dich nachvollziehbar ist, warum ein Mensch etwas tut, und du erkennst, dass dieser Mensch so verstrickt ist in seine Muster und Programme, dass er gar nicht anders handeln kann – dann ist dir Vergeben eher möglich als ohne das Wissen dieser Hintergründe. Es ist sicher richtig, dass Nachvollziehbarkeit zum Verständnis beiträgt, aber würde das auch bedeuten, dass die Gräueltaten eines Adolf Hitler verzeihbar wären, wenn man versteht, warum er sie begangen hat?

Du merkst, dass das Thema Verzeihen viele Komponenten hat und mit Konzepten kaum zu befrieden ist. Auch das Buddha-Zitat lässt sich in seiner Tiefe nur verstehen, wenn zu der relativen Ebene des Erdengeschehens noch die absolute Ebene der Göttlichkeit hinzugenommen wird. Für die Möglichkeit eines pragmatischen irdischen Verzeihens möchte ich dir empfehlen, dich von solchen philosophischen Fragestellungen und Konzepten zu lösen und in dich hineinzuspüren, um dann zu entscheiden, wie es sich für dich stimmig anfühlt. Lass dich nicht in einen Vergebungsstress pressen, sondern erinnere dich daran, dass alles ungünstig ist, was dich stresst, weil das den Überlebensmodus deines Nervensystems aktiviert. Für deine Heilung ist es nicht wichtig, anderen zu vergeben, sondern dein Nervensystem in die Regulation zu bringen.

WEM DU TATSÄCHLICH VERZEIHEN MUSST

Der einzige Mensch, dem du wirklich vergeben musst, bist du selbst. Leider ist genau das aber für Menschen mit Traumafolgen die größte Herausforderung, und sie scheint nicht zu bewältigen zu sein. Bindungstraumatisierte Menschen werfen sich gnadenlos, unerbittlich und unaufhörlich alles vor, was sie jemals falsch gemacht, falsch gesagt und falsch gedacht haben. Sie halten ihre Taten für unverzeihlich, und da sie sie nicht ungeschehen machen können, sehen sie keine Möglichkeit, das Rad der Selbstvorwürfe zum Stillstand zu bringen. Die permanenten Schuldgefühle drehen sich ständig und färben jede Handlung.

Wer Hilfe in der Ratgeberliteratur sucht, dem wird unter anderem empfohlen, nicht nur die begangenen Fehler, sondern auch die guten Seiten zu sehen, außerdem anzuerkennen, dass Fehler zum Leben nun einmal dazugehören und dass sich aus jeder Situation schließlich auch etwas Positives ziehen lässt. An diesen Hinweisen ist nichts Falsches, und sie sind berechtigt, aber Menschen, deren Selbstablehnung durch Traumafolgen dauerhaft aktiv ist, können diese Empfehlungen nicht helfen, denn um sie umsetzen zu können, wäre die Fähigkeit zur neutralen Betrachtung notwendig. Nur wenn es gelingt, Zusammenhänge in ihrer Vielschichtigkeit zu erkennen, kann daraus die Fähigkeit erwachsen, konstruktiven Impulsen zu folgen. Menschen mit verletztem Selbstwert haben diese Kapazität aber nicht und können nur den schmalen Ausschnitt ihres persönlichen Fehlverhaltens und ihrer Versäumnisse wahrnehmen. Sie sind zwar kognitiv in der Lage, zu erkennen, dass ihr Verhalten, das sie sich so übel nehmen und für das sie sich so schämen, durch Traumafolgen bedingt ist, aber das ändert wenig an den massiven Gefühlen von Schuld und Versagen.

Gleichzeitig sind traumatisierte Kinder sehr schnell bereit, ihren Eltern zu verzeihen, umso mehr, wenn sie deren Geschichte und die sich daraus ergebenden Zusammenhänge erkennen. Sie können ihre Eltern verstehen und anerkennen, was diese durchgemacht haben. Dieses Verständnis führt sie dann zu der Meinung, ihnen vergeben zu müssen. Mit der gleichen Logik könnten sie sich theoretisch auch selbst verstehen, anerkennen, was sie durchgemacht haben, und sich vergeben, aber hier zeigen sich wieder die biologischen Größenverhältnisse: Das im Nervensystem eingebrannte Schuldgefühl wirkt mit der Wucht eines Fußballfeldes, und die verstandesmäßige Erkenntnis, dass auch die eigene Geschichte Zusammenhänge bildet, die Vergebung erlauben, muss mit der Größe einer Erbse dagegenhalten.

Damit es dir trotzdem gelingt, dir im Lauf der Zeit selbst zu vergeben, möchte ich dir noch einmal in aller Deutlichkeit sagen, dass Kinder, die traumatisiert werden, Opfer sind. Opfer sind unschuldig. Opfer trifft niemals die Verantwortung für das, was sie erleiden müssen. In der Traumatherapie ist es sehr wichtig, dies genau so zu benennen, um durch größtmögliche Klarheit Zusammenhänge und Strukturen erkennen zu können. Natürlich sind die Eltern ihrerseits traumatisiert worden und damit auch einmal Opfer gewesen. So kann man Generation um Generation zurückverfolgen, und es wird immer offensichtlicher, dass die Auswirkungen von transgenerationalen Traumatisierungen bis in den aktuellen Moment hineinwirken. Das ändert aber nichts an der Tatsache, dass Eltern, die ihre Kinder traumatisieren, Täter sind.

Um dir selbst verzeihen zu können, bitte ich dich, dir noch einmal zu vergegenwärtigen, dass Trauma ein Körperzustand ist. Diesen Körperzustand kannst du mit dem neurogenen Zittern verändern, und die Veränderung deines Körperzustandes wird dazu führen, dass du Traumafolgesymptome, wie zum Beispiel Selbstablehnung, aufzulösen beginnst. Dadurch wird es dir nach und nach möglich, dich selbst mit freundlicheren Augen sehen zu können, was die Aufgabe, dir selbst zu vergeben, schon etwas leichter macht. Bitte denk auch daran, dass jedes Heilungsgeschehen ein

Prozess ist, und beginne, in kleinen Schritten freundlich mit dir selbst zu werden. Wenn dir ein Glas herunterfällt oder der Kuchen anbrennt, ist das kein Beweis deiner Ungeschicklichkeit, sondern ein Versehen, das auch anderen Menschen passiert. Frag dich einmal, wie du reagieren würdest, wenn deiner Freundin ein Glas aus der Hand rutschen würde. Würdest du sie angiften? Würdest du ihr Nichtsnutzigkeit vorwerfen? Wenn nicht, kannst du üben, dich ab heute wie deine Freundin zu behandeln.

Auch die Traumasensible Kommunikation kann dich in deiner Selbstfreundlichkeit unterstützen. Wenn dir ein Missgeschick passiert und du dich deshalb selbst beschimpfst, dann suche die Gelegenheit, um darüber zu sprechen. Sag deinem Partner, dass du dich wie ein Nichtsnutz fühlst. Ruf deine Freundin an, erzähl ihr, was passiert ist und dass du einfach nie etwas richtig machen kannst. Das klingt vermutlich schräg für dich, denn verstärkst du dein »Versagen« nicht, indem du es öffentlich machst? Auch hier ist es sehr wichtig, zu verstehen, dass dein selbst abwertendes Verhalten ein Traumafolgesymptom ist, das durch andere Menschen, also im Bindungskontext, entstanden ist. Solche Verletzungen brauchen zwingend einen neuen und besseren Bindungskontext, um heilen zu können. Wenn du nun dein »Versagen« kommunizierst und in der Bindung zu deiner Freundin oder deinem Partner erfährst, dass du nicht gedemütigt wirst, sondern Verständnis und Mitgefühl erlebst, dann ist diese empathische Reaktion Balsam für dein Nervensystem. Durch diese Erfahrung wird es »aktualisiert« und kann nach und nach die alten verletzenden Informationen durch die dringend benötigten neuen Informationen ersetzen. Dein Nervensystem ist neuroplastisch und kann jederzeit neue Verschaltungen anlegen, die die Grundlage für neue neuronale Netzwerke bilden. Je mehr du zu deinem authentischen Selbst wirst, desto gesünder wird auch dein Körper, und so heilst du mit der Zeit auf sanfte und nachhaltige Weise in ein neues Leben hinein.

Kapitel 18

TRAUMA UND KRIEG

Trauma und Krieg scheinen auf den ersten Blick nichts miteinander zu tun zu haben. Trauma gilt als etwas Privates, Individuelles und Persönliches, Krieg gilt als etwas Öffentliches, Kollektives und Politisches. Doch das ist nur auf den ersten Blick so und streift lediglich die Oberfläche. Wird tiefer geschaut, zeigt sich, dass Trauma und Traumafolgesymptome eine immense gesellschaftliche, öffentliche und politische Relevanz haben. Der russische Schriftsteller Lew Tolstoi schrieb um 1870: *»Solange es Schlachthöfe gibt, wird es auch Schlachtfelder geben«*, und in Anlehnung an diese Einsicht möchte ich sagen: Solange das Nervensystem im Überlebensmodus ist, wird es Krieg auf der Welt geben.

Das klingt in deinen Ohren vielleicht übertrieben und effekthaschend zugespitzt. So ist es aber nicht, und ich möchte dir die einfache und logische Dynamik verständlich machen, die jedes Kriegsgeschehen antreibt.

Ein Kind, das hilflos erleben muss, dass es Situationen gibt, in denen die Eltern es nicht lieben und beschützen, sondern sich gegen es wenden, hat große Angst und ist zutiefst entsetzt. Bindungstraumatisierungen bringen das Nervensystem in den Überlebensmodus, und wenden sich die Eltern wiederholt durch Schläge, Anschreien, Ignoranz oder Vernachlässigung gegen das Kind, ist es dem Nervensystem des Kindes nicht möglich, sich nach den Attacken aus dem Überlebensmodus wieder herunterzuregulieren. Weil die Eltern sind, wie sie sind, ist die Gefahr nie vorüber. Das Nervensystem hängt im Überlebensmodus fest. Aufgrund der

Erlebnisse des Kindes verschaltet das Nervensystem, dass Nähe mit Gefahr verbunden ist, dass anderen Menschen nicht zu trauen ist und dass selbst vertraute Personen gefährlich sein können. Ein bindungs- und entwicklungstraumatisierter Mensch geht also aufgrund seiner Erfahrungen davon aus, dass andere Menschen seine Feinde sind. Diese Prozesse laufen nicht bewusst über den präfrontalen Cortex ab, sondern wirken am Verstand vorbei im autonomen Nervensystem.

Bindungstraumatisierte Menschen können sich durchaus für friedliebend halten. Sie können der Überzeugung sein, und dies auch öffentlich bekunden, dass sie sich für den Frieden einsetzen wollen und ihn als höchstes Gut betrachten. Solange aber ihr Nervensystem im Überlebensmodus ist, werden sie andere Menschen und Nationen nicht anders als gefährlich sehen können und sich vor ihnen schützen oder sie angreifen wollen. Andere Menschen als feindlich gesinnt zu betrachten, ist für sie völlig normal und selbstverständlich, weil das die faktische Realität ihrer Prägezeit war.

Deshalb ist es für bindungstraumatisierte Menschen auch kein Widerspruch, den Friedensnobelpreis zu erhalten und gleichzeitig Kriegshandlungen zu initiieren. In der Überzeugung, dem Frieden zu dienen, werden Waffen und Panzer in Kriegsgebiete entsandt, und der Hinweis, dass sich durch Krieg kein Frieden schaffen lässt, wird als hinterwäldlerisch und naiv interpretiert.

In traumatisierten Gesellschaften sind die Menschen der Überzeugung, dass Sicherheit nur dann gewährleistet werden kann, wenn die eigene Nation so hochgerüstet ist, dass niemand es wagt, sie anzugreifen, oder man selbst den Angriff starten muss. Diese als ganz normale Selbstverständlichkeit betrachtete Traumafolge kommt in der Redewendung *»Angriff ist die beste Verteidigung«* zum Ausdruck. Ein Kinofilm aus den Achtzigerjahren mit dem gleichlautenden Titel veranschaulicht die in unserer Gesellschaft herrschende Überzeugung, dass der offensive Angriff zur erfolgreichen Verteidigung führt, während defensives Verhandeln dumm ist, weil es dem Gegner zum Sieg verhilft. So denken nur traumatisierte Menschen, und die Folgen dieser lebensfeindlichen und zerstörerischen Einstellung erreichen uns täglich in den Medienberichten über das Kriegsgeschehen rund um den Globus.

Es ist der Überlebensmodus des autonomen Nervensystems, der solche zynischen Überzeugungen hervorbringt und stabil hält. Menschen im Überlebensmodus haben reduzierte kortikale Funktionen und damit keinen vollen Zugang zu ihren kognitiven und sozialen Fähigkeiten. Mithilfe bildgebender Verfahren kann zweifelsfrei belegt werden, dass der Verstand bei extremer Anspannung auf ein Minimum heruntergedimmt ist. Nur mit einem regulierten Nervensystem, also im entspannten Zustand, sind wir in der Lage, konstruktiv, kreativ und lösungsorientiert zu denken und uns offen, interessiert, verantwortungsvoll, mitfühlend und empathisch zu verhalten. Nur in der Entspannung können wir im Gegenüber die Schwester oder den Bruder sehen.

ZU EINFACH, UM WAHR ZU SEIN?

Lass dich bitte nicht davon täuschen, dass meine Ausführungen so simpel klingen. Vielleicht denkst du, dass etwas, das so einfach ist, unmöglich derart komplexe Folgen haben und weltweite Kämpfe hervorbringen kann. All die Kriege, die Menschen gegeneinander führen, sollen auf Traumafolgen und dysregulierte Nervensysteme zurückzuführen sein?

Diese Skepsis haben anfangs viele meiner Klienten, wenn sie vom TRE hören. Kann so etwas Einfaches wie das neurogene Zittern wirklich funktionieren? Ich kann diese Zweifel gut nachvollziehen, weil ich sie zu Beginn meiner Studien selbst hatte. Heute aber, nach vielen Jahren der Beobachtung und Erfahrung, kann ich voller Überzeugung sagen, dass die Wahrheit *immer* einfach ist.

Vielleicht erinnerst du dich daran, wie du einmal tage- oder sogar wochenlang ein Problem gewälzt hast, für das du einfach keine Lösung finden konntest. Du hast es hin- und hergedreht, von allen Seiten betrachtet, immer mehr Eventualitäten und Variablen einbezogen, ohne dass sich eine Lösung auftat. Es wurde sogar immer komplizierter. Und plötzlich war dir alles klar. Du warst fassungslos, hast dir vielleicht sogar mit der Hand an den Kopf gefasst und dich gefragt, warum du nicht schon viel früher darauf gekommen bist, wo es doch so einfach ist! Wenn du so etwas kennst, dann ist das ein gutes Beispiel dafür, dass es immer komplizierter wird, je weiter du dich von der Lösung und damit von der Wahrheit entfernst.

Selbst etwas so unfassbar Grandioses wie das Schöpfungsgeschehen ist im Prinzip ganz einfach: Gott denkt sich etwas aus, und prompt wird daraus Materie. Es entstehen Multiversen, Galaxien, Gänseblümchen und Menschen, und alles ist mit ganz eigenen Gesetzmäßigkeiten ausgestattet. Dieses so einfache Prinzip fasziniert uns mit seiner atemberaubenden Komplexität, sprengt unser Vorstellungsvermögen und lässt sich jeden Tag bestaunen. Wahrheit ist nicht kompliziert, sondern in ihrer Einfachheit hochkomplex.

Es ist wahr, dass äußerer Friede inneren Frieden voraussetzt, aber innerer Friede kann nicht durch einen Willensentschluss hergestellt werden, sondern braucht zwingend ein reguliertes autonomes Nervensystem, das es gestattet, andere Menschen als ungefährlich wahrzunehmen. Frieden ist keine Entscheidung, sondern ein Körperzustand und das Ergebnis neurobiologischer Prozesse.

Wenn alle Politiker, Historiker, Friedensforscher, Völkerrechtler, Philosophen usw. sich nur dieser einfachen biologischen Tatsache zu öffnen bereit wären, dann könnte unsere Welt in weniger als zehn Jahren so friedlich sein, wie wir es brauchen und uns so dringlich wünschen.

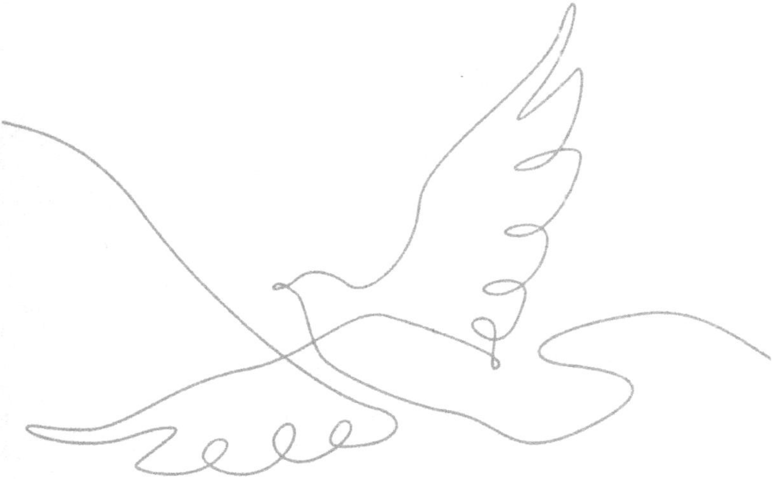

TEIL 3

Traumaarbeit in der Praxis

Kapitel 19

ÜBER MEINE ARBEIT ALS TRAUMATHERAPEUTIN

Eine Tätigkeit kann zur Berufung werden, wenn sie mit den eigenen Glaubens- und Wertemodellen harmoniert, wenn sie zum authentischen Selbstausdruck beiträgt und wenn sie als erfüllend erlebt wird. Bei mir ist es so, dass meine persönliche Geschichte untrennbar mit meinem beruflichen Werdegang verwoben ist. Schon immer wollte ich unbedingt verstehen können, was in Menschen vorgeht und wie es dazu kommen kann, dass sie zueinander und zu anderen Wesen so grausam sein können.

Ich war aufgrund meiner eigenen Betroffenheit schon früh an menschlichen Verhaltensweisen und psychologischen Zusammenhängen interessiert. Bereits mit 14 Jahren habe ich alles, was ich finden konnte, zum Thema Psyche, Psychologie, Psychopathologie und Psychoanalyse verschlungen, und durch die Bücher von Sigmund Freud, Alfred Adler und Carl Gustav Jung bekam ich erste Einblick in die Prozesse, die das menschliche Denken, Fühlen und Handeln beeinflussen. Mein Interesse an diesem Themengebiet ist im Lauf der Jahre immer weiter gewachsen, und ich erlebe es als großes Glück, dass ich heute vielen Menschen die Unterstützung geben kann, die ich selbst nicht bekommen habe.

Der Schwerpunkt meiner Arbeit liegt auf therapeutischen Einzelgesprächen. Weil die Wartezeit auf einen Termin bei mir recht lang sein kann, habe ich ein Online-Programm entwickelt. Damit kann nicht nur die Wartezeit bis zum Termin sinnvoll genutzt und bereits mit dem neurogenen Zittern begonnen werden, sondern das Programm ist die Voraussetzung und sehr gute Vorbereitung auf die individuelle Einzelarbeit.

Meine jahrelange Erfahrung hat gezeigt, dass jeder Mensch, der seine Traumata lösen möchte, ein Grundlagenwissen braucht, das ihm hilft, die eigene Situation mit allen Traumafolgesymptomen, dem autonomen Nervensystem und den körperlichen Reaktionen in einen Sinnzusammenhang zu bringen. Natürlich sind Bindungs- und Entwicklungstraumatisierungen höchst individuell, und die Auswirkungen zeigen sich bei jedem Menschen anders. Gleichzeitig verlaufen Traumaheilung und die Integration der verletzenden Erfahrungen nach bestimmten Regeln und Prinzipien, die für alle betroffenen Menschen gleich sind. So ist es zum Beispiel sinnvoll, wenn Menschen, die sich für eine Arbeit mit mir entscheiden, sofort mit dem neurogenen Zittern beginnen. Dadurch kann sich das autonome Nervensystem schon vor dem ersten Treffen mit mir besser regulieren und die Kapazität für das Therapiegeschehen wird dadurch deutlich erhöht. So kann ich mit meinen Klienten gleich in der ersten Sitzung persönliche Themen anschauen und inhaltlich arbeiten, ohne dass sie Zeit und Geld für das Erlernen von Basiswissen aufwenden müssen.

PERSÖNLICH ODER ONLINE?

Manche Klienten kommen zur Therapie in meine Praxis. Viele von ihnen haben eine weite Anreise und verbinden den Termin mit mir dann oft mit einem Kurzurlaub. Einen weitaus größeren Raum nimmt jedoch die Online-Arbeit ein. Das klingt vermutlich erst einmal befremdlich, denn wie kann ein so sensibles Geschehen wie Traumatherapie ohne physischen Kontakt und über den Bildschirm erfolgen? Menschen mit Traumafolgen befinden sich aufgrund des Zustandes ihres Nervensystems in permanenter Anspannung. Wenn sie sich nun zu einer Therapie entschieden haben, kommt zu der vorhandenen Anspannung zusätzlicher Stress durch die bevorstehende Begegnung mit mir. Sie wissen ja noch nicht genau, was sie bei und mit mir erwartet.

Zwar haben mich viele schon in Videos gesehen und einen ersten Eindruck von mir bekommen, aber es ist etwas ganz anderes, mir dann plötzlich persönlich und ohne Bildschirm dazwischen zu begegnen. Wenn für die Therapie nicht nur eine unbekannte Therapeutin kennengelernt werden muss, die in unbekannten Räumen agiert, in denen sich der Klient dann auch noch vertrauensvoll öffnen soll, ist das für ein dysreguliertes Nervensystem eine sehr große Herausforderung. Alles Unbekannte ist gefährlich, und so ist zumindest die erste Sitzung in der Regel damit ausgefüllt, die Ungefährlichkeit der Situation wahrzunehmen, um sich mit Therapeutin und Räumlichkeit sicher fühlen zu können.

Diese Belastungen fallen bei der Online-Arbeit weg. Der Klient ist zu Hause, sicher und geschützt in seiner vertrauten Umgebung. Ich selbst bin für ihn nur eine mäßige Bedrohung, da ich nicht physisch anwesend bin. Außerdem weise ich jeden neuen Klienten zu Beginn unserer Zusammenarbeit darauf hin, dass er jederzeit, auch ohne Ankündigung, Begründung oder Rechtfertigung den Kontakt beenden kann, indem er einfach den Deckel seines Laptops zuklappt, falls ihm alles zu nahe geht und zu viel wird. Auf diese Weise erhält das autonome Nervensystem, was es am meisten braucht: Sicherheit. Diese lebenswichtige Sicherheit ermöglicht es meinen Klienten, mir relativ schnell ihr Vertrauen zu schenken und damit auch die Themen anzusprechen, die scham- und angstbesetzt sind und nur mit Überwindung und Mut ausgesprochen werden können.

WIE OFT SIND SITZUNGEN ERFORDERLICH?

Die Sitzungen mit mir finden eher selten in regelmäßigen Abständen oder in vorher festgelegten Zeiträumen statt, sondern meistens nach Bedarf. Das bedeutet, dass jeder Mensch, der mit mir arbeitet, dann einen Termin vereinbaren kann, wenn er ihn braucht, und nicht, wenn er im Kalender steht. Denn Heilungsprozesse verlaufen weder linear noch parallel zum Kalender, und von vornherein festgelegte Abstände zwischen den Sitzungen entsprechen nicht immer den Bedürfnissen und dem Erleben der Menschen.

Es gibt auch keine zeitliche Begrenzung für die Dauer einer Sitzung. Sie endet, wenn das individuelle Anliegen des Klienten bearbeitet und befriedet ist – das kann manchmal schon nach 30 Minuten der Fall sein, aber auch zwei Stunden dauern. Den Mehraufwand an Planung trage ich gern, denn dieser Aufwand wird dadurch belohnt, dass meine Klienten in der Bearbeitung ihrer Themen und in ihren Prozessen meist sehr schnell vorankommen.

Für Klienten, die in der Arbeit mit mir gerade tiefe Prozesse durchleben, biete ich zusätzlich zu den gebuchten Terminen einen ganz besonderen Service an, nämlich eine Direktbegleitung über *WhatsApp* oder *Telegram*. Das bedeutet, dass Klienten in der Direktbegleitung mir jederzeit eine Text- oder Sprachnachricht senden können, auf die ich sehr zeitnah eingehe. Einen solchen Service kann ich nicht vielen Menschen gleichzeitig anbieten, weil ich sonst zeitlich überfordert wäre. Diese Form der Begleitung ist besonders intensiv, und sie hat viele Vorteile. So erhöht sich das individuelle Sicherheitsempfinden, denn das Wissen, zu jeder Zeit therapeutische Unterstützung zu bekommen, ist sehr beruhigend und damit stabilisierend für das Nervensystem. Dadurch, dass die Klienten sich genau dann an mich wenden können, wenn sie Hilfe benötigen, sind die Heilungsfortschritte immens. Diese punktgenaue Unterstützung sorgt zum Beispiel dafür, dass Menschen in ihrem Stresstoleranzfenster bleiben können, bevor eine Situation sie überfordert oder überwältigt. Damit werden kraftraubende Einbrüche vermieden und der Verfestigung von Traumastrukturen entgegengewirkt.

Dieses Therapieangebot wird auch den inhaltlichen Aspekten eines Heilungsweges besonders gut gerecht, weil das, was die Menschen gerade bewegt, zeitnah und im Kontext der Ereignisse betrachtet werden kann. Wenn man stattdessen auf eine gebuchte Stunde warten muss, kann es passieren, dass die Ereignisse in ihrem chronologischen Ablauf nicht mehr so genau rekonstruiert werden können, was das Erfassen der Zusammenhänge erschweren kann.

DARF EIN THERAPEUT SICH ALS MENSCH EINBRINGEN?

Mein Selbstverständnis als Erkenntnistherapeutin und besonders als Traumatherapeutin ist es, dass ich willens und in der Lage bin, eine Bindung mit meinen Klienten aufzubauen und zu vertiefen. Das halte ich deshalb für so unverzichtbar wichtig, weil die Menschen, die meine Hilfe suchen, bindungstraumatisiert sind. Sie haben in ihrer Prägezeit schwierige und verletzende Bindungserfahrungen mit ihren Bezugspersonen machen müssen, die unter anderem dazu führen, dass sie anderen Menschen nicht mehr offen und vorbehaltlos begegnen können, sondern sie unbewusst als Bedrohung erleben.

Frühere therapeutische Behandlungsmodelle, wie zum Beispiel die Psychoanalyse Sigmund Freuds, haben dieses unterbewusste Erleben von Gefahr bei ihren Klienten dadurch aufrechterhalten, dass keinerlei zwischenmenschlicher Kontakt zwischen Analytiker und Patient gestattet war. Um die Distanz zu betonen, saß der Analytiker hinter dem Sofa, auf dem der Patient lag, und war damit unsichtbar. Der Analytiker trat nicht als Bezugsperson und Gegenüber in Erscheinung. Damit wurde sichergestellt, dass die therapeutische Beziehung professionell blieb und nicht durch eine zwischenmenschliche Begegnung beeinflusst wurde.

Auch heute noch wird in der klassischen Gesprächs- und Verhaltenstherapie großer Wert darauf gelegt, dass die Trennung zwischen Therapeut und Klient bestehen bleibt. Um das zu gewährleisten, darf beispielsweise der Therapeut den Klienten auf gar keinen Fall physisch berühren, vom Händeschütteln einmal abgesehen. Ebenso wenig darf der Therapeut als Mensch sichtbar werden, sondern muss darauf achten, in seiner Rolle als fachliche Autorität zu bleiben. Das dadurch entstehende Hierarchiegefälle zwischen Therapeut und Klient ist beabsichtigt und erwünscht, denn es sollen keine Bindungen entstehen. Für Menschen mit Traumafolgen ist das sehr ungünstig, weil dadurch genau die Wunden berührt und aktiviert werden, die durch frühere unzureichende oder verletzende Bindungserfahrungen entstanden sind.

Die Bindungsforschung belegt, dass eine hierarchische Methodik nicht einmal dann sinnvoll und zielführend ist, wenn es um die Vermittlung neutraler und unpersönlicher Fakten geht. Denn selbst bei mentalen und kognitiven Prozessen spielt die Persönlichkeit des Vortragenden eine große Rolle. Im Kontext von Trauma sind Auftreten, Art und Persönlichkeit des Therapeuten noch weitaus wichtiger als in rein didaktischen Zusammenhängen.

Damit ein Mensch die verletzenden Bindungserfahrungen seiner Vergangenheit erkennen und ausheilen kann, muss er zwingend neue und bessere verbindende Erfahrungen machen können. In diesem Sinne ist der Therapeut eine ganz besonders wichtige Bindungsperson, manchmal sogar die einzige, und das Gelingen einer Traumatherapie hängt zu großen Teilen davon ab, wie Klient und Therapeut interagieren. Die Polyvagaltheorie zeigt, dass die Befindlichkeit des Therapeuten sich auf den Klienten überträgt. Wenn der Therapeut distanziert, vermeidend und emotional nicht erreichbar ist, ist das aus Sicht des Nervensystems ein Abwehrverhalten. Nervensysteme co-regulieren sich permanent an- und miteinander, sodass der Klient das Vermeidungsverhalten des Therapeuten empfängt, als Gefahrensignal interpretiert und dementsprechend reagiert. Jede Therapie, insbesondere die Traumatherapie, läuft Gefahr, unberechenbar und kontraproduktiv zu verlaufen, wenn kein Verständnis für die Funktionsweise des autonomen Nervensystems vorhanden ist.

Deshalb sehe ich es als meine Aufgabe an, die Menschen, die mit mir arbeiten, nicht nur mit meiner Fachkompetenz zu unterstützen, sondern auch gut reguliert zu sein, um Signale von Freundlichkeit, Verbundenheit, Wohlwollen und Sicherheit senden zu können. Die Entscheidung, meine eigene Persönlichkeit in die Sitzungen mitzubringen, ist mir auch deshalb besonders wichtig, weil es für viele Menschen gerade meine Biografie war, die sie ermutigt hat, sich wieder auf eine Begleitung einzulassen, obwohl ihre bisherigen Therapieerfahrungen oft wenig erfolgreich waren.

Nicht einmal zwei Schneeflocken gleichen einander, das kann die Forschung belegen. Umso weniger gleichen sich zwei Menschen, und da ich jeden Menschen als unverzichtbar, wertvoll, nicht austauschbar und erwünscht fühlen kann, sehe ich meine Arbeit nicht nur in der neutralen Vermittlung von Fachwissen. Es ist mir ein Anliegen, mit jedem Klienten eine Arbeits- und Forschungsgemeinschaft zu bilden, deren Ziel darin besteht, herauszufinden, umzusetzen und zu integrieren, was diesem einzigartigen Menschen dabei hilft, ein erfülltes gesundes Leben in Freude, Liebe und Freiheit gestalten zu können.

WORAN ERKENNST DU EINEN GUTEN TRAUMATHERAPEUTEN?

Vielleicht übernimmt deine Krankenkasse die Bezahlung einer Traumatherapie. Falls du keinen Therapeuten kennst, kann sich die Suche manchmal schwierig gestalten. Es gibt nicht sehr viele Traumatherapeuten, und ob jemand gut ist, kannst du am Anfang ja noch nicht wissen. Bitte verdeutliche dir, dass du »Kunde« bist. Du bist an einer bestimmten Dienstleistung interessiert, und es ist dein gutes Recht, der Therapeutin oder dem Therapeuten Fragen zu stellen, um herauszufinden, ob sie oder er zu dir passt. Hier sind einige mögliche Fragen, die du stellen kannst:

- Kennen Sie die Polyvagaltheorie?
- Kennen Sie die Bindungstheorie?
- Arbeiten Sie mit dem autonomen Nervensystem?
- Können Sie mit Wut und Hass umgehen?
- Können Sie mir aus einer möglichen Überflutung heraushelfen?
- Können Sie mir aus der Erstarrung helfen?
- Was tun Sie, wenn ich in Ihrer Gegenwart eine Panikattacke erleide?
- Was bedeutet für Sie Heilung?
- Arbeiten Sie mit rückbezüglichen Gefühlen? (Sollte er nicht tun.)
- Sehen Sie die Verbindung zwischen Klient und Therapeut hierarchisch?
- Wollen Sie, dass ich Ihr Modell/Ihre Vorstellungen umsetze, oder respektieren Sie meinen eigenen Weg?

Kapitel 20

TIPPS AUS DER PRAXIS: DIE ARBEIT MIT RESSOURCEN UND DIE NOTFALLAPOTHEKE

Damit du schwierige und herausfordernde Situation meistern kannst, ohne die Orientierung zu verlieren und von ihnen überwältigt zu werden, ist es wichtig, dass du über Ressourcen verfügst, die dich dabei unterstützen, achtsam, präsent und im Körper zu bleiben. Ressourcen sind Dinge oder Möglichkeiten, die dir helfen, stabil zu bleiben und deine Ziele zu erreichen, ohne aus deinem Stresstoleranzfenster herauszufallen.

Es gibt innere und äußere Ressourcen. Innere Ressourcen sind zum Beispiel Fähigkeiten, Erinnerungen, Interessen, Einstellungen, Humor, Visionen und Ziele. Äußere Ressourcen können Aufenthalte in der Natur, eine sinnstiftende Arbeit, ein freundliches Umfeld, lieb gewonnene Gegenstände, entspannende Beschäftigungen und erfüllende Hobbys sein.

Viele Menschen mit Traumafolgen kennen ihre Ressourcen nicht und wissen nicht, was sie brauchen, um mit unangenehmen und belastenden Situationen umgehen zu können und sich zu stabilisieren. Geht dir das auch so? Dann wirst du bemerkt haben, dass es dir umso schwerer fällt, dir etwas Gutes zu tun und etwas Stressregulierendes zu finden, je angespannter oder deprimierter du bist.

So wertvoll die Arbeit mit Ressourcen auch ist – sie kann anfangs deinen Stress verstärken. Das geschieht immer dann, wenn du wenig oder gar keine Ressourcen hast, wenn du nicht weißt, was du brauchst und was dir guttut und wenn du deine fehlende Erfahrung als weiteren Beweis für deine multiplen Unfähigkeiten nimmst. Diese Ratlosigkeit ist aber kein Zeichen für deine Unfähigkeit, sondern lediglich das Resultat deiner fehlenden Trainingsmöglichkeiten. Wenn du im Umfeld deiner Herkunftsfamilie nicht lernen konntest, deine Bedürfnisse wahrzunehmen, sie mitzuteilen und ihnen Raum zu geben, dann steht dir diese Fähigkeit zur Selbstfürsorge als Erwachsener nicht zur Verfügung. Du musst in ein selbstschützendes Verhalten erst hineinwachsen und beginnen, zu erforschen, zu spüren und damit zu experimentieren, welche Dinge, Verhaltensweisen oder Tätigkeiten sich für dich gut anfühlen.

Damit dieses Forschungsprojekt aber nicht zu aufwendig und damit entmutigend wird, möchte ich dich bitten, dein Anliegen freundlich zu formulieren. Statt dich zu fragen: *Was muss ich noch alles lernen?*, kannst du ebenso gut fragen: *Was wünsche ich mir für mein Leben?* Durch diese erweiterte Fragestellung kann es dir gelingen, das, was dir angenehm ist, nicht nur sporadisch als eine Art Krisenmanagement einzusetzen, sondern es als Grundlage für nachhaltige und positive Veränderungen in deinem Leben zu etablieren.

Als Basis für deine Forschungen möchte ich dir hier eine Auswahl an Ressourcen vorstellen, die ich als »Notfallapotheke« bezeichne. Probier einfach aus, was sich für dich angenehm und unterstützend anfühlt.

Außerdem möchte ich dir verschiedene Übungen zur Stressregulation vorstellen. Bitte beachte, dass diese Übungen kein Ersatz für das neurogene Zittern sind, da sie den Zustand deines Nervensystems nicht nachhaltig verändern. Sie eignen sich aber sehr gut zur punktuellen Beruhigung in schwierigen Situationen und als akutes Krisenmanagement.

DEINE NOTFALLAPOTHEKE

Wenn es dir nicht gut geht und du Unterstützung brauchst, dann ist es gut, wenn du deine Ressourcen nicht erst lange suchen musst, sondern einen Ort hast, wo sie zuverlässig zu finden sind. Such dir eine Holzbox, einen Karton, eine Hutschachtel, einen Koffer, eine Tasche oder einen Rucksack – was auch immer du für deine Notfallapotheke für geeignet hältst. Achte bitte darauf, dass dir dies Behältnis gut gefällt. Es geht ja nicht darum, dass du Stauraum schaffst, sondern um das Kreieren deiner persönlichen Wohlfühloase, die dein Auge im günstigsten Fall allein durch ihren Anblick so erfreut, dass es dir gleich ein bisschen besser geht. Leg nun alles in dieses Behältnis, was deine Stimmung hebt, dich tröstet, dir guttut, Zuversicht schenkt oder dich aufheitert.

- Wenn du sehr aufgeregt bist oder das Gefühl hast, dir dein Hirn wundzudenken, dann setz Kältereize. Eine kalte Dusche, ein Fußbad mit kaltem Wasser oder reibe deine Haut mit einem Kühlpack ab. Hintergrund: Kälte macht parasympathisch und beruhigt dich dadurch zuverlässig. Mach ein Foto von deiner Dusche, einer Schale mit Eiswasser und einem Kühlpack und leg es in deine Notfallapotheke, sodass dir die Möglichkeit einfällt, Kältereize zu setzen, wenn du die Box durchstöberst.

- Notiere, welche Art von Körperpflege dir guttut und dich entweder entspannt oder energetisiert (Peeling, Gesichtsmaske, Wannenbad, Aromadusche usw.). Leg das entsprechende Produkt in die Box oder mach ein Foto davon.

- Such dir eine Körperübung aus, die dir gefällt, z. B. Schütteln, Springen, Pilates, Yoga, Workout. Notiere sie/mach Fotos davon, und leg sie in die Box.

- Such dir Spazierwege aus, die du gern gehst. Notiere sie, noch besser, mach Fotos von ihnen. Unterteile je nach Bedarf in kurze, mittlere und lange Spaziergänge.

- Wähle einen Gegenstand, mit dem du angenehme Erfahrungen verbindest, zum Beispiel einen Stein aus dem Urlaub, und leg ihn in die Box.

- Wähle ein Foto, das dein Herz liebevoll berührt, und leg es in die Box.

- Notiere Musikstücke, die dich in eine frohe und beschwingte Stimmung versetzen, und leg sie in die Box oder erstelle eine Playlist.

- Schreib auf einen Zettel, welches Erlebnis dich beglückt hat, und spüre die damalige Stimmung. Leg den Zettel in deine Box.

- Wähle ein Aromaöl, das du besonders gern magst, und leg es in die Box.

- Nimm einen Handschmeichler, leg ihn in die Box, und lass ihn bei Bedarf durch die Hände gleiten.

- Nimm einen Stressball, leg ihn in die Box und beschäftige bei Bedarf deine Hände damit.

- Schreib auf, welche Geschichte, welches Märchen, welcher Roman dich tröstet und dir Zuversicht schenkt, und lies diesen Text bei Bedarf.

- Schreib auf einen Zettel, welches Gedicht du liebst, dich tröstet, dich erheitert und dir Zuversicht schenkt.

- Notiere Namen von Freundinnen und Freunden, mit denen du telefonieren oder dich treffen kannst.

- Mach eine Liste mit Adresse und Telefonnummer von Notärzten beziehungsweise Notaufnahmen in deiner Nähe, vom Notzahnarzt, Nottierarzt und der Telefonseelsorge.

- Ersinne eine gute Morgenroutine, deren Ablauf du sehr präzise festlegst und aufschreibst (aufstehen, Mundspülung, Zähneputzen, Lieblingsgetränk, Zittern usw.).

- Denk dir eine gute Tagesroutine aus für Arbeitstage, für freie Tage oder für das Wochenende.

STRESSREGULATIONSÜBUNGEN

Schmetterlingsumarmung: Leg die linke Hand auf das rechte Schlüsselbein, die rechte Hand auf das linke Schlüsselbein, und beginne, sanft mit den Fingern zu klopfen. Schau dir diese Übung im Internet an, damit du sicher bist, sie richtig zu machen.

Mach einen Realitätscheck. Schau dich in dem Raum um, in dem du gerade bist, und benenne laut alles, was du dort siehst. So kannst du dich davon überzeugen, dass keine Gefahr droht und es hier und jetzt sicher ist. Zudem aktivierst du durch das Vibrieren deiner Stimmbänder deinen ventralen Vagus, was für Entspannung und damit für das Empfinden von Sicherheit sorgt.

Setz den Nagel deines Zeigefingers auf den Nagelfalz deines Daumens. Üb Druck aus, bis du einen Schmerz spürst. Der Schmerz hilft dir, im Körper zu bleiben, und sorgt dafür, dass du keine Panikattacke bekommst. Diese Übung ist so diskret, dass du sie gut im öffentlichen Raum, in Gesprächen oder Meetings machen kannst.

Dreh deinen Kopf langsam und so weit wie möglich nach links, dann langsam zurück zur Mitte und langsam so weit wie möglich nach rechts. Diese Bewegung stimuliert deinen ventralen Vagus, sodass du dich entspannen kannst.

Massiere und knete deine Ohren von unten nach oben. Auch dadurch stimulierst du den ventralen Vagus. Such im Internet nach einer Anleitung für die Ohrmassage.

Lass die Luft aus den Lungen ganz herausströmen. Halte die Position und atme erst dann wieder ein, wenn du einen kräftigen Impuls dazu verspürst. Durch das lange und intensive Ausatmen beruhigst du dich, und durch das tiefe Einatmen wirst du mit frischer Energie versorgt.

Klopf deinen Körper mit beiden Händen kräftig ab. Dabei geht es nicht um sanftes Ausstreichen, sondern darum, im Körper zu bleiben, um aus der Erstarrung zu kommen oder nicht von Panik überwältigt zu werden.

Suche dir einen Gegenstand im Raum. Fokussiere ihn und betrachte ihn gründlich. Dann stell den Blick weit und schau weich und ohne Fokus in die Ferne. Diese Übung lässt sich besonders gut in der Natur machen, funktioniert aber auch im Zimmer.

Kauf dir einen Panik- oder Stressring, wenn du weißt, dass dir etwas Unangenehmes bevorsteht. Durch das unangenehme Gefühl an deinen Fingern beim Berühren des Rings gelingt es dir, mit deiner Aufmerksamkeit im Körper zu bleiben.

Schau dich um und zähle alle runden Dinge. Oder alle roten Dinge. Oder alles Viereckige. Das hilft sehr gut bei Flugangst und Klaustrophobie, weil der präfrontale Cortex dadurch so gefordert wird, dass du präsent im Hier und Jetzt bleiben kannst und realisierst, dass du in Sicherheit bist. Alternativ: Löse Rechenaufgaben, Sudokus, Kreuzworträtsel oder zähle von 3000 rückwärts in 15-er Schritten.

Zentrierter Schmetterling: Verschränke deine Finger ineinander und leg die Daumen abwechselnd übereinander. Such im Internet nach einer Anleitung.

Leg eine Hand auf deine Stirn, die andere auf deinen Brustkorb. Nimm wahr, was dabei und dazwischen geschieht, zum Beispiel deinen Herzschlag, die Temperatur deiner Hände, die Temperatur deiner Stirn, Hautfeuchtigkeit, Hauttrockenheit, das Blinzeln deiner Augenlider usw.

Gutes Gelingen!

AUSKLANG

Es fällt mir schwer, das Buch hier enden zu lassen. Ich habe das Gefühl, es gäbe noch so viel zu sagen, auszuführen, zu betrachten und zu ergänzen. Ich spüre die Wehmut eines zu frühen Abschieds, auch wenn die Verstandeserbse sich alle Mühe gibt, dem Fußballfeld zu erklären, dass dieses Gefühl zu jeder intensiven Erfahrung gehören kann, unabhängig von ihrer Dauer und ihrem Inhalt.

Es klingt wahrscheinlich unglaubwürdig, wenn ich dir sage, dass ich mich während des Schreibens sehr mit dir verbunden gefühlt habe – schließlich kenne ich dich ja gar nicht. Aber alles ist miteinander verbunden, und manchmal wird diese Wahrheit ganz besonders spürbar. So warst du mir gegenwärtig, und ich möchte von ganzem Herzen dafür danken, dass du dich auf dieses Buch eingelassen hast.

Epikur hat einmal gesagt: »*Der Anfang der Heilung ist die Kenntnis des Fehlers.*« In diesem Sinne hoffe und wünsche ich, dass dieses Buch dazu beitragen kann, dir eine neue und ganzheitliche Sicht auf dich, dein Trauma und deine Heilung zu ermöglichen.

Deine Satya

DANKE

Danke, lieber Baum, dass du das Papier für dieses Buch geschenkt hast.

Danke, liebe Erde, dass du den Baum mit deiner Kraft versorgt hast.

Danke, liebe Sonne, dass du den Baum mit deinem Licht und deiner Wärme genährt hast.

Danke, lieber Regen, dass der Baum von dir trinken konnte.

Danke, lieber Wind, dass du die Botschaften des Baumes geteilt hast.

Danke, liebe Nacht, dass der Baum im Schutz deiner Dunkelheit wachsen konnte.

Danke den unzähligen Menschen, durch deren Textarbeit, Herstellung und Logistik das Buch in deinen Händen liegen kann.

Danke auch dem rücksichtsvollen Kater, der den Text nicht gelöscht hat, während er über die Tastatur spaziert ist.

BESTANDSAUFNAHME FÜR DAS NEUROGENE ZITTERN

Datum: ________________________

Bevor du zu zittern beginnst, ist es sinnvoll, eine Art »Inventur« oder »Bestandsaufnahme« deines heutigen Zustandes vorzunehmen.

Wenn du diese Liste dann nach einigen Wochen des Zitterns wieder zur Hand nimmst, hast du die Möglichkeit, sehr genau zu erkennen, in welchem Maße Veränderungen/Verbesserungen eingetreten sind.

Bitte ergänze die Liste mit deinen individuellen Themen oder stell sie ganz neu zusammen.

Bitte alles auf einer Skala von 1 (schwach) bis 10 (sehr stark) erfassen.

Wie entspannt bin ich?

Wie gut schlafe ich?

Selbstabwertung

Bin ich präsent im Hier und Jetzt?

Funktioniere ich einfach?

Schlechtes Gewissen

Schuldgefühle

Grenzen setzen

Fühle ich Unsicherheit?

Mache ich mir über alles Sorgen?

Habe ich Angst (spezifisch oder unspezifisch)?

Fühle ich Freude?

Bin ich gelassen?

Fühle ich mich glücklich?

Fühle ich mich hoffnungslos?

Kraft

Leichtigkeit

Liebe

Machtlosigkeit

Sicherheitsempfinden

Empfinden von Sinnlosigkeit

Tatendrang

Traurigkeit

Überdruss

Ungeduld

Unsicherheit

Wut

Zuversicht

Link zum Video für die Körperübung des neurogenen Zitterns:
https://www.youtube.com/watch?v=fnZgVC0OfXw

Link zur TRE-Gesellschaft:
www.tre-deutschland.de

ÜBER DIE AUTORIN

Satya Marchand wurde 1962 in Hamburg geboren. Sie durchlebte eine äußerst schwierige, traumatische Kindheit. Nach unterschiedlichsten Ausbildungen, intensiven Studien und tiefen Lernerfahrungen ist es Satya Marchand gelungen, zu einem glücklichen und erfüllten Leben zu finden. Heute begleitet sie als spirituelle Lehrerin und Trauma-Expertin zahlreiche Menschen mit einer unvergleichlichen Kombination aus körper- und praxisorientierter Arbeit auf dem Weg zu Erkenntnis und Heilung.

Weitere Informationen unter: www.praxis-satya-marchand.de